シリーズ〈看護の知〉

わが子のケアの達人になる「医療的ケア児」のママたちの奮闘

草野 淳子

日本看護協会出版会

はじめに

　私は大学に入職して小児看護学研究室に配属となり、小児看護学を専門としている。約30年前、20代の頃に関東方面の保健所に新卒2年目から勤務していた。政令指定都市だったため、自分の担当地域では、乳幼児期の子どもから高齢者まで幅広く担当していた。そして、低出生体重児、結核患者、公害認定患者等の個別の対応をするために、家庭訪問を行っていた。また、核家族化のため孤立している母親が多く、育児に不安感をもつ母親がみられた。そのため、子どもと母親のための自主グループ活動や脳血管疾患等により身体に障害を負った方たちのための自主グループ活動などを先輩と共に行っていた。中でも、低出生体重児のお母さんは、子どもが新生児集中治療室（以下、NICU）での入院期間があったことから、外に出るのを躊躇し、わが子の体重増加に一喜一憂していた。当時は、医療的ケア児が在宅で生活することはなく、未熟児訪問をしてもそのような子どもに出会うことはなかった。

　博士課程（後期）を修了したのは、2016年3月であった。博士論文のテーマは、NICUから在宅へと退院した医療的ケア児に関するものを行いたいと思った。そのテーマを選定する中で、医療的ケアを担う家族に関する問題、特に母親について、焦点を絞ることになった。医療的ケアがある子どもさんの母親は、子どもの疾患や医療的ケアが必要であるという状態にショックを受けており、容易にアプローチができなかった。NICU入院中の子どもの母親は障害告知から時間が経過していないため、ショックが大きくインタビューできる状態ではなかった。そのため、訪問看護ステーションにお願いして、NICUを退院してある程度時間が経過した母親を対象に研究協力の依頼をすることにした。

　研究テーマの焦点を絞る経過では、何に焦点を絞って行えばよいか思案に苦しむ毎日であった。24時間博士論文のことが頭の中から離れなかった。明けても暮れても研究のことを気にしながら、指導教員のダメ出しを受けていた。博士論文の研究の焦点を絞る段階が、こんなに苦しいものだとは思ってもみなかった。まさに生みの苦しみであった。毎晩が孤独との闘いであり、

暗闇のトンネルにいるようであった。思えば、この段階が博士論文を執筆する
うえで、今後の研究の真価を決める苦しい場面ではあるが、重要な前進で
あったと思い返される。この段階を乗り越えてこそ、ゴールに到達することが
でき、おろそかにすると価値あるものにたどり着けないといえる。そして、そ
の苦しみを乗り越えることが研究者としての第1歩である。指導教員からは、
博士論文は今までに研究されていない新しい知見を導き出すものでないと
価値がないこと、研究者として世の中や看護に貢献できるものでなければな
らないことなどが何度も語られた。

　在宅療養児に関する研究は、歴史が浅く、まだ十分に行われていなかっ
た。医療的な資格をもっていない医療的ケア児の両親が在宅で子どものケア
を担うことは、容易ではなかった。文献検索を行うと、母親や父親が子ども
の障害を聞かされたときの衝撃、受け入れるまでのプロセスが記述されてい
た。そして、在宅に連れ帰ってきたときから生じる子どもへの責任の重さ、子
どもの症状を判断することの困難感、その中で医療的ケアを担うことの難し
さが、主に質的研究で語られていた。
　これらの先行研究をじっくり検討させていただいた。子どもを在宅へと連
れ帰った母親は、時間が経てば、医療的ケアをマスターして、子どもの状態
を判断することができるようになる。「母親はどのようにして子どもの症状を判
断できるようになり、医療的ケアに熟達することができるようになるのだろう」
と研究の焦点が浮かび上がってきた。そして、訪問看護ステーションの看護
を受ける在宅療養児の母親に質的研究でアプローチすることにした。

　質的研究については、プロセス性を問う研究であることから、修正版グラ
ンデッド・セオリー・アプローチ（M-GTA）を選択し、専門家のご指導をいただ
いた。その分析の道のりが苦労の連続であった。まず、研究手法にのっとり、
インタビュー結果を整理した。最終的な研究結果にたどり着くまでに、指導
教員から何回もダメ出しを受けながら、結果図を書き直し、やっと現在の形

となった。専門家から見れば、私の分析方法には疑問が残るかもしれず、お恥ずかしい面もある。その一方で、母親が医療的ケアを修得するプロセスとともに、母親の心理状態のプロセスも結果として残すことができた。

このようにして、博士論文ができあがった。論文のご指導をいただいた経過をメモしたノートや、質的研究に関するインタビューから分析までのメモノートは今でも大切に保管している。時々、当時を思い出しながら、パラパラとページをめくっては、初心に立ち返っている。今回はこの執筆を行うにあたり、取り出して読んでみた。約8年前のインタビューの場面が思い浮かび、博士論文執筆中の自分の研究者としての未熟さとその後の有りようが思い返された。

◉ 研究の概要

近年、社会的な背景を受けて、NICUから在宅へと移行する医療的ケア児が増加してきた。そのため、在宅で母親が医療的ケア児のケアをするケースが多々みられるようになった。

母親はNICUで看護師から子どものケア方法の指導を受け、見よう見まねで医療的ケアの実施方法を修得して、家庭へと子どもを連れて帰っていた。経管栄養や吸引などの医療的ケア技術の修得とともに、子どもの状態の観察方法や判断方法を身につけていかなければならなかった。看護師のように医学的知識や技術を系統的に学んだ専門家とは異なり、母親は自分で知識や技術を学ばなければならない。そのため、繰り返し起こる子どもの病態や症状から、毎日の経験を通して、知識やケア技術を修得していた。

インターネットでの検索、SNS等のメディアの活用、医師への質問等、母親は個々の探索方法を取り入れながら、自分の子どもの病態や症状の情報を得て、判断方法を学んでいた。医療職ではない母親がどのような過程でその判断方法を身につけていくのか、非常に興味深かった。

その経過は、ドレイファス・モデルやベナーの看護論に似た典型的な経過をとっていた。ベナーの看護論と異なる点として、母親は医療職のまねをしな

がら医療的ケア技術を身につけていたこと、自分の子どものみの身体的特徴を熟知し、判断力を身につけていたことがあげられた。それは、看護師のように系統的な医学的知識から身につけた根拠が土台にある理解の仕方ではなかった。そのため、勘による判断力が大きかった。

　本書を出版することにより、これらの研究結果が医療的ケア児のお母様、医療的ケア児を看護する看護職の皆様への指標になれば幸いである。そして、医療的ケア児とそのお母様、看護職だけでなく、一般の方々にも現代社会の小児の問題を知っていただきたいと思う。

2023年1月　**草野 淳子**

Voice

プロローグ

在宅療養の開始にあたり
ママたちに医療的ケア技術の
修得が必要になったわけ

1　ママたちに医療的ケア技術の修得が
　　必要になった社会的背景

　厚生労働省は、2003（平成15）年「医療提供体制の改革のビジョン」の中で、医療的ケアが必要な子どもが地域で生活できるための政策を提言し、身近な医療と連携して、在宅でのケアができるようなシステムの構築に取り組むようになった[1]。それ以後、在宅で暮らす人工呼吸器が必要な子どもの数は増加している。在宅で生活する医療的ケアが必要な18歳未満の子どもは約20,000人と推定されている[2]。医療技術の進歩に伴い医療的ケア児が増加したため、2021年に「医療的ケア児及びその家族に対する支援に関する法律」が交付された。医療的ケア児の日常生活および社会生活を社会全休で支えることが必要であり、社会的なサポートが手厚くなった。また、医療的ケア児が医療的ケア児でない児童と共に教育を受けられるように最大限に配慮することが必要である[3]。

　「医療的ケア」とは、経管栄養※1・吸引※2などの日常生活に必要な医療的な生活援助行為を、治療行為とは区別して使用したものである[4]。このような子どもたちは、出生前の染色体異常や出生時の低酸素症等により呼吸や食物の摂取が自力では困難なため、看護師や家族が医療的ケアを実施することが必要である。

　在宅療養の対象となる子どもは、医療依存度が高く、人工呼吸器※3などの複数の機器を使用していることから、医療的ケアを必要とする場合が多い。また、痰の吸引や呼吸管理などが必要で子どもから目を離せない状況のため、24時間介助者が必要である。

　2013（平成25）年12月に厚生労働省社会保障審議会医療部会で出された医療法等改正に関する意見の中で、「高齢者だけでなく、新生児集中治療室（以下、NICU※4）で長期の療養が必要な子どもについても、家庭で必要な医療・福祉サービス等を受けることができ、地域で安心して療養できるよう、在宅療養を支える体制を整えることが必要である」と提言され、子どもの在宅医療の体制整備が重要な課題として認識されるようになった[5]。特に、NICU等から退院し、重度の医療的ケアを必要とする子ども等の在宅医療については、体制整備が

必要であった。また、小児等在宅医療連携拠点事業では、子どもの患者を受け入れる地域の病院や診療所、訪問看護事業所などを増やす取り組みがなされている[6]。医療的ケアが日常的に必要な子どもを在宅で支えるためには、訪問診療や訪問看護[5]の医療的支援、ヘルパーなどの介護支援、家族のためのレスパイトケア[7]、ケアコーディネーター[8]機能が必要とされている。在宅移行期には、訪問看護師による医療的ケアの指導やケアの代替、地域との連携が重要である。しかし、サービスの不足が課題としてあげられている。医療依存度の高い子どもは、主に家族の力を頼りに在宅療養をしており、医療職の介入が少ないのが日本の現状である[7, 8]。

　在宅で療養している医療依存度の高い子どもは、生命の危機に直結しやすく、家族や看護師の支援を受けて生活している。子どもの主な介護者は92％が母親であり[9]、母親の身体的・精神的負担感はかなり大きい。

❖1──食べ物や飲み物を健常者のようにうまく飲み込めない障害児（者）や患者に対して、経口摂取が困難なときや、経口では摂取量が不足するときに、胃や腸まで到達するチューブを介して栄養・水分を与えること。

❖2──痰や唾液などの気管内や口腔に分泌物が多い、あるいは自力で分泌物の喀出が十分にできない状況にある患者に対して、上気道の分泌物を除去して、気道を確保し、安楽な呼吸となるようにすること。

❖3──酸素と二酸化炭素の交換が十分にできない障害児（者）や患者に対して、換気（酸素を吸う、二酸化炭素を出す）を補助できる機器。

❖4──人工呼吸器や保育器、呼吸心拍モニターが備えられ、24時間体制で治療が必要な子どもの呼吸循環管理を中心とした高度集中治療を行う病棟。

❖5──小児在宅医療外来における診療形態の1つ。重症心身障害がある年長児や在宅人工呼吸器などの医療機器を使用している子どもは、外来受診が家族の負担となるため、医師が家を訪問して診療を行う。

❖6──1992年の医療法改正で在宅ケアの概念が確立し、老人保健法、健康保険法、介護保険法で高齢者を対象とした訪問看護ステーションが認められ、その後、医療保険を対象とした障害児（者）の看護に広がっている。

❖7──在宅療養を継続中の重症児（者）を一定期間預かり、養育者の身体的・精神的な休息を保障・提供する事業として短期入所（ショートステイ）がある。冠婚葬祭、引っ越し、きょうだいの学校行事、介護者の休息目的で利用される。

❖8──医療的ケア児への支援を主に行うのは相談支援専門員である。医療的ケア児と家族が自立した日常生活、社会生活を営むことができるよう、障害福祉サービスなどの利用計画の作成や地域生活への移行・定着に向けた支援など全般的な相談支援を行う。保護者や訪問看護師が支援を行うこともあるが、小児にかかわる制度やサービスは複雑なため、近年ではコーディネーター機能が円滑に行える人材を増やすために、厚生労働省や都道府県が「医療的ケア児等コーディネーター養成研修」を行っている。

2 医療的ケア技術の修得プロセス

　子どもがNICUから在宅に移行する際に、ママは子どもの症状や医療的ケアの状況に合わせて家族の時間を調整していた。そして、在宅での生活を継続するためには、ママが子どもの状態を理解し、適切な看護を行うことが課題である。経管栄養法や吸引法、人工呼吸器の管理、状態の観察、緊急時の判断などのケアを行う必要に迫られ、在宅療養を開始している。ママは子どもの状態を経時的に観察・記録し、慎重にケアに取り組み[10]、試行錯誤の日々を繰り返すことで、吸引のタイミングの手応えや子どもの症状のパターンに気づけるようになっていた[11]。また、子どもの体調が悪化し、自宅でケアをしても改善がみられないときには、病院受診をする[12]ことができるようになっていた。

　在宅療養で怖い思いをしたこととして、子どもが自分で気管カニューレ※9を抜くことや、気管カニューレ内の痰の閉塞などがあげられていた[13]。特に気管カニューレの扱いについては、子どもの生命に関係するため、ママは早い時期に気管カニューレの取り扱いや吸引方法などの技術と、子どもの症状の観察方法を修得する必要があった。また、医療的ケアを行っているママたちは、試行錯誤を繰り返すことで、吸引のタイミングや子どもの症状のパターン化に気づいていた。

　ママは、自分なりに様々な方法を考えながら、医療的ケア技術を少しずつ修得し、子どもの身体についての情報を求めていた。在宅生活に慣れ、時間が経過したママは、在宅で子どものケアを繰り返すうちに、子どもの状態をとらえることができるようになっていた。このようにして、子どもの体調の変化を見分けられるようになっていったと推測される。ママは観察力を身につけることで、子どものケア方法を修得していた。

　そして、子どものケアに熟達したママは、ケアを繰り返すうちに、子どもの身体症状の理解に自信をもっていった。ママは子どもの急変や変化に遭遇するたびに自分自身を成長させ、ケアを行ううちに専門家より熟練したケア提供者[14]となっていったと考えられる。

3 在宅移行期のつらさと周囲の支え

障害をもつ子どもの両親は、ショック、否認、悲しみ、適応、再起の段階を経て子どもを積極的に受け入れることができる[15]。そのため、在宅移行期には、両親に対する家族や看護師による支援が欠かせない。看護職は、ママが子どもを受け入れることができるように環境を整えることが必要である。

NICUで、パパや祖父母と共に、医療的ケアの指導を看護師から受けたママは、不安や重圧感を感じながら、子どもを自宅に迎える。そのため退院前に自宅へ試験外泊をしたり[16]、十分な準備期間をおくことが大切である。ママには、自宅の環境整備や必要物品の用意、生活時間を想定した経管栄養の注入時間など、看護師のアドバイスが必要と考える。ママの身近な相談相手となる訪問看護師が、事前に病院を訪問し、子どもに必要な医療的ケアを確認できる制度は重要である。

在宅移行期は、慣れない医療的ケアと子どもの症状の判断がつかないことで、ママの心身の負担は大きく、不眠や慢性的な疲労感、身体の不調となっていた。したがって、家族や看護師によるママの負担軽減が必要である。

4 訪問看護師の支援

在宅での療養生活では、訪問看護師は子どものケアの総合的判断やママのケアの代わりを行う存在である。子どもの在宅療養の領域ではケアの調整を行う人材が不足しており、訪問看護師には、ケアコーディネートの役割も期待されている。ママの医療的ケア技術の修得プロセスでは、訪問看護師の存在はなくてはならないものであることが推察される。

❖9……気管チューブともいう。外科的気道確保として、外科的気管切開術あるいは経皮的気管切開術を行った患者の気管に、気管切開孔を介して留置し、空気の流通をよくする、あるいは人工呼吸器を接続すること。

5 在宅療養開始時の医療的ケア技術の特徴

　在宅療養の開始時に、ママは子どもの障害を受け入れる間もなく、医療的ケア技術を修得しなければならず、医学的知識がないままに、吸引などの医療的ケアを行わなければならなかった。子どもを家に連れ帰ると、昼夜を問わずひっきりなしに子どもの吸引や観察を行わなければならず、ママは絶え間ない緊張状態におかれ、身体的・心理的な疲弊を感じており、睡眠不足や疲労感、腰痛などの身体的・心理的症状がみられた。そのため、家族による身体的・心理的支えと、病院看護師・訪問看護師による子どもの体調の判断や医療的ケアの指導が重要である。

　医療依存度が高い子どもは、嚥下障害や呼吸障害を伴うことが多く、生命の危機に直結しやすいため、適切な対応が欠かせない。しかし、専門的な技術や知識をもたないママが、吸引や経管栄養などの医療的ケア技術を身につけ、子どもを在宅で養育することは想像以上に困難であった。

6 本書の目指すもの

　本書では、在宅で暮らす医療的ケアが必要な子どものママたちが、訪問看護師や家族などの周囲の支えを受けながら医療的ケア技術を修得するプロセスを、心理的変化をとらえながら記述していく。

　本書で用いる用語の定義を以下に示す[**図1**]。

●医療的ケア：経管栄養・吸引などの日常生活の維持に必要な医療的な生活援助行為。治療行為としての医療行為とは区別する[4]。経管栄養（経鼻、胃瘻、腸瘻）、吸引（口腔内・鼻腔内・気管カニューレ内）、気管切開[10]の管理、中心静脈栄養[11]の管理、導尿[12]、酸素吸入[13]等を含む。

●技術：医療的ケアにおける知識修得、観察、判断、実施、評価。

●ケア：子どもの世話や子どもへの配慮を行うこと。

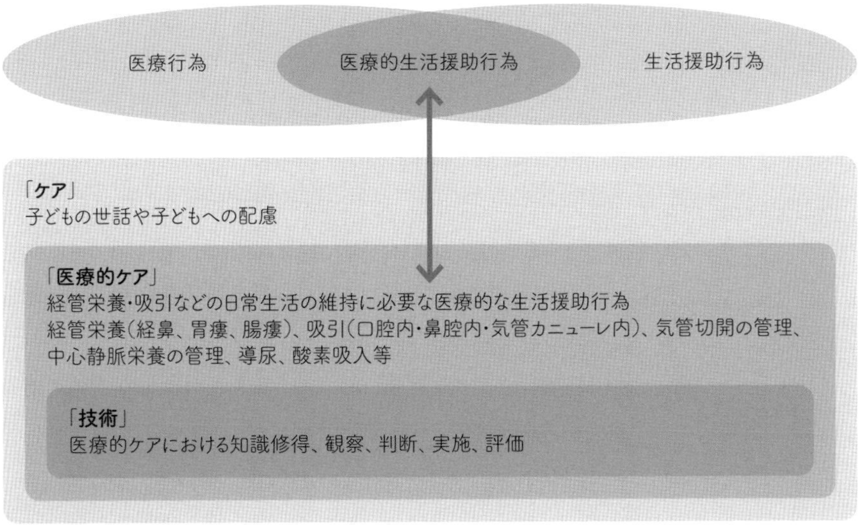

```
         医療行為        医療的生活援助行為        生活援助行為
```

「ケア」
子どもの世話や子どもへの配慮

　「医療的ケア」
　経管栄養・吸引などの日常生活の維持に必要な医療的な生活援助行為
　経管栄養（経鼻、胃瘻、腸瘻）、吸引（口腔内・鼻腔内・気管カニューレ内）、気管切開の管理、
　中心静脈栄養の管理、導尿、酸素吸入等

　　「技術」
　　医療的ケアにおける知識修得、観察、判断、実施、評価

[図1]用語の定義の関連
（北住映二. 医療的ケアとは. 北住映二，杉本健郎（編）. (2012). 新版 医療的ケア研修テキスト(p.10).
京都:クリエイツかもがわ. より改変）

❖10…気道の閉鎖等の問題がある場合、気管切開を行うことで、安定した気道の確保ができる。小手術が必要で、家族は吸引などの医療的ケアを修得する必要がある。

❖11…血流が豊富な大静脈より挿入されたカテーテルから、高濃度ブドウ糖液を投与する。通常、鎖骨下の静脈を用いる。

❖12…慢性的に自力で尿を排泄することができない場合に、カテーテルを尿道に挿入し排尿をすること。

❖13…酸素中の濃度を上回る濃度の酸素を供給し、低酸素状態を改善するために行う治療法。原則として、動脈血ガス分析結果に基づき、医師が投与方法や量を決定する。

〈引用文献〉

1）厚生労働省.（2003）. 医療提供体制の改革のビジョン──「医療提供体制の改革に関する検討チーム」まとめ.
http://www.mhlw.go.jp/houdou/2003/04/h0430-3.html（2022年10月28日閲覧）

2）厚生労働省.（2020）. 医療的ケア児等の支援に係る施策の動向.
https://www.mhlw.go.jp/content/10800000/000584473.pdf（2022年10月28日閲覧）

3）厚生労働省.（2021）. 医療的ケア児及びその家族に対する支援に関する法律の全体像. https://www.mhlw.go.jp/content/000801674.pdf（2022年10月28日閲覧）

4）北住映二. 医療的ケアとは. 北住映二, 杉本健郎（編）.（2012）. 新版 医療的ケア研修テキスト（pp.10-23）. 京都：クリエイツかもがわ.

5）厚生労働省社会保障審議会医療部会.（2013）. 医療法等改正に関する意見（平成25年12月27日）.
https://www.mhlw.go.jp/file/04-Houdouhappyou-10801000-Iseikyoku-Soumuka/0000033981.pdf（2022年10月28日閲覧）

6）厚生労働省医政局指導課在宅医療推進室.（2014）. 平成26年度 小児等在宅医療連携拠点事業.
https://www.mhlw.go.jp/file/06-Seisakujouhou-10800000-Iseikyoku/0000071084.pdf（2022年10月28日閲覧）

7）前田浩利.（2012）. 小児在宅医療の現状と課題. 小児保健研究, 71（5）, 658-662.

8）松田元子, 吉田登美恵.（2007）. 母親一人の養育者による在宅療養への取り組み──1事例の振り返りから. 日本看護学会論文集 小児看護, 38, 305-307.

9）大阪府障がい者自立支援協議会重症心身障がい児者地域ケアシステム検討部会作業部会.（2013）. 医療的ケアが必要な重症心身障がい児者の現状等に関する検討報告書.

10）岡光基子, 田中義人.（2004）. 医療依存度の高い子どもの在宅ケアに関する研究──父親-母親の二者関係の形成過程. 小児看護, 27（10）, 1380-1387.

11）水落裕美, 藤丸千尋, 藤田史恵, 他.（2012）. 気管切開管理を必要とする重症心身障害児を養育する母親が在宅での生活を作り上げていくプロセス. 日本小児看護学会誌, 21（1）, 48-55.

12）沢口恵.（2013）. 在宅生活をしている重症心身障害児の母親による体調に関する判断の構造化. 日本重症心身障害学会誌, 38（3）, 507-514.

13）小泉麗.（2013）. 重症心身障害児の胃瘻造設による親のケアの負担の変化. 日本重症心身障害学会誌, 38（3）, 471-478.

14）Kirk, S., Glendinning, C.（2002）. Supporting 'expert' parents : professional support and families caring for a child with complex health care needs in the community. International Journal of Nursing Studies, 39（6）, 625-635.

15）Klaus, M.H., Kennel, J.H., Klaus, P.H. (1995). Bonding : Building the Foundations of Secure Attachment and Independence.
マーシャル H. クラウス, ジョン H. ケネル, フィリス H. クラウス. 竹内徹（訳）.（2001）. 親と子のきずなはどうつくられるか（pp.209-233）. 東京：医学書院.

16）馬場恵子, 泊裕子, 古株ひろみ.（2013）. 医療的ケアが必要な子どもをもつ養育者が在宅療養を受け入れるプロセス. 日本小児看護学会誌, 22（1）, 72-79.

I

ママたちの
語りからの分析

以下では、ママたちの医療的ケア技術の修得プロセスと心理的変化について、本人の語りを交えながら記述していく。語ってくださった医療的ケア児のママたちの属性を[表1]に示す。

1　ママたちが医療的ケア技術を修得していくプロセスの全体像

　ママは、病院で看護師さんから医療的ケアの手技の指導を受けると、家では看護師さんのまねをしてケアを実施していた。子どもの状態は、医師や看護師さんから指導された酸素飽和度の値で判断し、数値を基準にしていた。そのため、家で子どもをみるようになっても、ママは子どもの症状の観察ポイントが

[表1]本書に登場する医療的ケア児のママたちの属性

氏名 (仮名)	母親の 年齢	子どもの 年齢	子どもの疾患	在宅療養年数	調査時点までの 子どもの医療的ケア
里山	30代	1歳	染色体異常症	1年3か月	酸素療法、人工呼吸器、気管切開、吸引、経鼻経管栄養
伸原	20代	1歳	脊椎性疾患	1年10か月	酸素療法、人工呼吸器、気管切開、吸引、経鼻経管栄養
椎葉	40代	1歳	呼吸器疾患	1年7か月	酸素療法、人工呼吸器、気管切開、吸引、吸入、経鼻経管栄養
草狩	20代	2歳	心疾患	1年9か月	酸素療法、吸引、吸入、胃瘻、経管栄養
井田	30代	2歳	消化器疾患	2年7か月	中心静脈栄養カテーテル、胃瘻、経管栄養
伊中	40代	3歳	染色体異常症	2年2か月	気管切開、吸引、吸入、胃瘻、経管栄養
山富	30代	3歳	呼吸器疾患	2年9か月	酸素療法、人工呼吸器、気管切開、吸引、吸入、経鼻経管栄養
鈴原	30代	3歳	呼吸器疾患	3年2か月	酸素療法、人工呼吸器、気管切開、吸引、胃瘻、経管栄養
中記	20代	4歳	脳形成障害	4年5か月	胃瘻、導尿
小森	40代	4歳	脳形成障害	4年5か月	吸引、吸入、胃瘻、経管栄養
斎木	30代	4歳	神経系疾患	4年1か月	酸素療法、人工呼吸器、気管切開、吸引、経鼻経管栄養
山部	30代	5歳	神経系疾患	5年1か月	酸素療法、気管切開、吸引、経鼻経管栄養

母親・子どもの年齢はインタビュー当時のもの。

わからなかった。ママは判断に迷い、病院の医師や看護師さんに相談し、訪問看護師（以下、訪看）さんを頼っていた。

　その後、ママは子どもの症状をメモに書くことで、子どもの特徴に気づいていった。疑問を感じると、ママはインターネットで調べて解決したり、医療職に尋ねて解決するなど、自ら探索的な行動をすることで、ケアの根拠を確認していった。その結果、ママは子どもの顔色や胸の上がりなどの低酸素症状^{※2}、機嫌などの観察ポイントがわかるようになってきた。

　ママは医療的ケア児の特徴を踏まえてケアができるようになり、のどの音で吸引の必要性を判断し、水分補給に注意していた。また、症状の変化の際の判断が可能となった。胸の上がり方が浅いなど、子どもの症状が悪化したときの観察ポイントを確認し、状態が悪化した際には分析的な考え方ができるようになった。ママは子どもの状態を見て、かぜの初期症状が予想されるときは前もって吸入^{※3}するなど、医療職に頼らない行動ができていた。

　その後、ママは子どもの微妙な変化を勘で感じ取れるようになった。子どもの解剖学的特徴を十分に理解し、ママ独自の方法で吸引し、痰を出していた。ママは自分が子どものいちばんのケアラーだと自信をもっていた。

2　在宅で子どもの世話を始めた時期の苦悩

　子どもが新生児集中治療室（以下、NICU）に入院しているときに、ママは看護師さんから医療的ケアの指導を受け、自分で行うときは看護師さんのケアのまねをしていた。一生懸命やり方を覚えるという感じであった。子どもの状態の判断は、酸素飽和度の数値が基準であり、医学的な理由は理解していなかった。

❖1──心臓から全身に運ばれる血液（動脈血）の中を流れている赤血球に含まれるヘモグロビンの何パーセントに酸素が結合しているか、皮膚を通して（経皮的に）調べた値。酸素飽和度測定器のプローブにある受光部センサーが、拍動する動脈の血流を検知し、光の吸収値から酸素飽和度（SpO₂）を計算し表示する。サチュレーションともいう。
❖2──動脈血中の酸素が不足すると、呼吸回数や換気量が増え、顔面蒼白、唇や爪色の蒼白、呼吸困難や不整脈、意識障害などの症状となって現れる。
❖3──水分や薬液を細かい霧状にして吸気として吸入し、気道を加湿することで痰の粘稠度を下げ、排出を促す。

そのため、ママは子どもの状態が悪化しても、自分で判断できず、医師や看護師さんを頼っていた。

▰▰▰ 1 　看護師さんのまねをして鼻からの吸引を覚える／医療職が頼り

　ママは医療的ケア技術を修得する必要に迫られ、NICUで看護師さんから子どもの鼻からの吸引の指導を受けていた。ママは自分のペースに合わせて、ていねいに指導してもらえたことを感謝していた。マニュアルを使って説明を受け、看護師さんに実際の吸引手技を教わったのちに、見守りを受けて実施していた。子どもの医療的ケアを学び始めて間もない頃は、医師や看護師さんなどの医療職を頼りにしていた。

「私に無理なくという感じで、面会に行ったときにするという感じですね。急がせられたりしなかったのがすごいよかったです。できるときになったらという感じで。」（伊中さん）
「入院中に、看護師さんが『こうして』と言って、まずは手が出ないようにタオルで巻いて、1人でやるんでそのときも、タオルで巻いて、こう、角度とかこれくらい入れて、顔色見ながら、サチュレーションを見ながら、口唇の色を見ながら、とかして、最初はどこまで入れていいかわかんなくて、もうちょっと入れていいよというのを教えてもらって、（くるくる回して）ゆっくり出して。」（草狩さん）

　また、看護師さんが行う子どもの鼻からの吸引を見学し、手技を学んでいた。基本的な医療的ケアの方法や体位変換^{※4}など、看護師さんが行う行為を観察し、自分なりにまねをしていた。

「看護師さんがやっているのを見て、させてもらってから始まって。痰が固かったので加湿器を最大にしたりとか、こうやってチューブを回して取ったりとか、それでそうやって取ればいいんだわっていうのがわかる。」（小森さん）

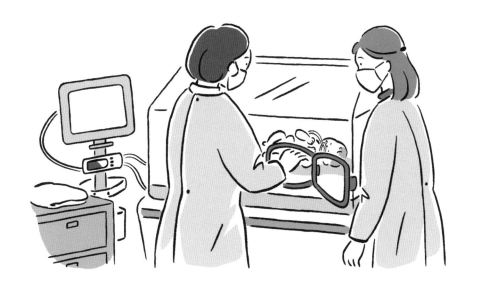

▬▬ 2　かわいそうなわが子

　わが子がNICUに入院中、ママは人工呼吸器や機器類を装着した子どもの状態を見て、つらく、子どもが不憫であると思っていた。

> 「口から入れてたんで、気管チューブを入れていたんで、（人工呼吸器で）顔は動かない、手は縛られてって感じで自由がなくて、なんかあの、抱っこもできなくて泣いても何もできなくて、ただ、かわいそうなばっかりで。」（斎木さん）
> 「NICUではとにかく泣いて、寝ないっていうのと、朝、そのアイスノンしているのがかわいそうで仕方なくって。」（井田さん）

❖4——自ら体位を換えられない、あるいは治療上換えてはいけない人に代わって、安楽または治療上ふさわしい身体の向きや姿勢に換え、体位を整えること。長時間同一体位を持続させると同一部位に圧力が加わり、血流が阻害され、褥瘡が発生しやすくなる。また、苦痛の除去、安楽保持、沈下性肺炎の予防の効果もある。

■■■ 3 亡くなったほうが幸せ

　ママはケアを覚えるのに一生懸命であったが、わが子の障害を知り、心情的には家族にも言えないぐらいのショックを受けていた。また、子どもの将来を悲観し、亡くなったほうが幸せであると思っていた。

> 「このまま、亡くなったほうが幸せなんじゃないかとか、いろいろ考えたりとかして、そうですね。いろいろ考えましたね……。自分の子でかわいいしと思いますけど、病気のこととかがあると将来もあるし……。」（井田さん）
> 「心臓が弱かったんでいつ、死んでしまうかわからんときに、もしかしたら、このままのほうが、母にも主人にも誰にも言えなかったですけど、心の中では亡くなったほうがいいとか、モナ（子どもの名前）の前で言うのもあれやけど（涙）……。」（小森さん）

■■■ 4 家族といっしょにケアを覚える

　そんなときに、パパや祖母が医療的ケアをいっしょに覚えることで、ママの心の支えとなっていた。医療的ケアを実施したり、子どもの観察を行うのに、無我夢中の毎日であったが、毎日のケアを行ううちに子どものことがかわいいと思えるようになっていった。

> 「私の母親がいろいろ手技は覚えてくれて……（経管栄養の）注入前におむつ交換、吸引とか、注入のことぐらいですかね。緊急的なことはそこまで（できないですが）。」（斎木さん）
> 「病院で交替するじゃないですか。その間に母にいてもらって、でもこんなの（経管栄養）を入れるのはできないんですけど、ガーゼとかはできないですけど、吸引はできます。」（山部さん）
> 「お風呂に入れるときがいちばん大変で、ここ、気管切開しているから水を入れちゃいけないし、かといってまだ首も座っていないから、でも機嫌損ねると一気に唇の色がなくなっちゃうんで大騒ぎでやっていました。」（椎葉さん）

■■■■ 5 子どもへの愛着の芽生え

　NICUへの入院初期は子どもへのかわいさを感じる余裕はなかったが、だんだんかわいいと思えるようになった。

> 「医療ケアが多すぎて、子どもとして見られんというか、自分の中で、顔色見て、機嫌がいいとかそういうことじゃなくて、顔色見て、吸引して、顔色が汚いとか、そういうことばっかり気になって、でもそういうことをしていくうちに、どんどんかわいくなって。」（里山さん）

■■■■ 6 訪看さんは心の拠り所

　ママは子どもがNICUから退院した後、訪問看護サービスを受けていた。訪看さんは日常生活に密着した方法でケアを行っていた。また、ママは訪看さんが聴診器を使用して肺音を聞く^{※5}のを見て、まねをしていた。しかし、ママは肺音の聴診技術の根拠は理解していなかった。訪看さんは緊急時の際には、判断をお願いする頼りになる存在であった。

> 「訪看さんは10秒ぐらいで、ダーッと引いて、まだ取れないときはいったん止めて、子どもを遊ばして、からだを動かしてコチョコチョとかなったときに、またシュッと引くみたいな感じで。……訪看さんは、来たときにそれをやっているんですね。それを見て、訪看さんのまねしています。」（椎葉さん）
>
> 「聴診器は、胃のコボコボ（経管栄養法を行う際に、胃の中にチューブが入っているかどうかをシリンジ^{※6}で空気を入れてブクブク音を確認する）のために買ったんですけど、看護師さんとか先生とかがいつも肺に聴診器を当てて聞いてるんで、ちょっと試しに、聞いてみたら……違う音がすると言われると、あーこの音の感じかなとわかっ

❖5──医師や看護師は気道の詰まりや肺での換気障害を観察するために、呼吸数の変調や努力性呼吸の出現の有無、無呼吸の有無、肺雑音の有無を観察する。

❖6──一般的には注射筒と呼ばれる器具で、気体や液体の吸引および注入に使用される。経管栄養法では、口から胃内に入ったチューブが、気管内でなく確かに胃内に入っていることを確認する。シリンジに空気を入れてチューブから空気を注入し、胃液の中に空気が入り「ブクブク」という音が聞こえる。一般的に病院では看護師が行うが、在宅では家族などケア提供者が行う。

てきた。」（斎木さん）

「訪看さんは頼りになるんで、ちょっと時間外ですけど、いいですかって、これ
はもう救急車呼んで、入院になるかもしれないってときもあったし、次の日ま
で様子見ようってときもあったし。」（斎木さん）

▰▰▰▰ 7　酸素飽和度の数値に翻弄される毎日

　ママは子どもの状態を判断する際は、酸素飽和度の値で判断し、低酸素状
態のときの子どもの観察ポイントは理解していなかった。医師から指示された酸
素飽和度の値だけで、子どもの状態を判断していたため、子どもの状態が理解
できず、数値に振り回されていた。

「（身体の）勉強とかなかったので……もう（酸素飽和度測定器を）つけて、先生の設
定で85％から下がるとアラームが鳴るっていう……それ以下にならないよう
にするという感じですかね。」（椎葉さん）

「おうちに帰ったら85から95（酸素飽和度の値）まで上がったり下がったりするの
で、わかんないからいつも（測定器を）見ているという感じで、（子どもが）動いた
ら拾わなくなることとか、わかんないから本当1日中アラームが鳴ったら酸素
を上げてとか下げてとか、はじめのひと月、半年ぐらいはそれでも（値に）結構
振り回されていました。それで頭がバカになりそうでした。」（里山さん）

▰▰▰▰ 8　メモリを目安に吸引チューブを挿入

　医学的知識がないママが医療的ケアを覚えて、症状の悪化におびえて、子
どもの状態に一喜一憂して毎日の生活を送ることは非常に困難なことであった。
　母親は吸引チューブを挿入する長さは、チューブの目盛を目安に測定して、
印をつけて子どもの咽頭や気管に挿入していた。解剖生理学を理解して、効果
を予測しながらチューブを挿入するのではなかった。

「病院からもらっているチューブに目盛がついてるんです。で、その目盛を目
安にしてますけど。」（鈴原さん）

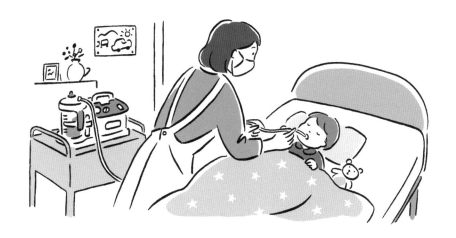

「何センチとかっていうのは先生がカニューレ替えるときに長さを教えてくれるので。それをメモっておいて、カテーテルに最初にもう全部1か月分、印を入れちゃうんです。」（椎葉さん）

▰▰▰ 9　医療的ケアの困難

　人工呼吸器や吸引、経管栄養などの医療的ケアの実施や管理は、医学的知識がないママには困難であった。

「私、つらかったというか大変やったけん、医療ケアがすごく多くて、顔色が悪かったりとか、なんか赤ちゃんとして見ていられなくて、ケアのほうにばっかり頭がいっていたので、ケアができるようになったなどいまだに思わない。ただ、痰がねばいとか。」（里山さん）

▰▰▰ 10　子どもの症状の悪化と緊急事態の発生

　医療的ケア児の体調や呼吸状態は不安定で、いつ悪化するかわからない状態であった。そのため、深刻な病状から常に緊急事態が発生する可能性があった。

❖7──専門用語では吸引カテーテルという。吸引器に接続して、患者の口腔や気道、気管カニューレ内の痰を吸引する。

「いつ発作が起きるかわからないので、子どもの表情とか様子をいちばん見て、目を離さないようにしていないと、いつ発作が起きるかわからないので、だからもう、子どもの様子だけに注目を……いろいろ注意してるので。」(鈴原さん)

「この人、心臓がすごく悪くて、顔色が、帰ったときからこんな色が白くなくて赤黒かったんですよ。常にチアノーゼが出ててずっとそういう感じだったので看護師さんとか訪看さんも、この人はこういう顔色だとしか思わなかった。」(里山さん)

「もう自発(呼吸)がなくなってしまって、けいれんが起きたときに真っ青になって、これ、息してないわってなると、とりあえず、酸素、アンビュー❖8をしながら、救急車を呼んで、救急車で処置されるって感じのことを何回もしてたので、その怖さというか……。」(鈴原さん)

「悪くなると一度退院して1週間目にまた、無気肺で入院になったんですけど、そのときはあのー、酸素濃度をめいっぱい入れていても、50とか60で、アンビューをしていても70、80で。」(斎木さん)

▅▅▅ 11　夫の協力が頼り／応援親族あり

　このような毎日の中、夫や祖父母の助けはママの心の支えとなっていた。

「きっとすごく協力してくれていると思います。なんでもできるし。でも帰ってきたときとかの吸引は、順番に、今はほとんど私がいっしょに寝ているけれども。今日は代わっていっしょに寝てくれるとか。」(鈴原さん)

「夜中に主人がいたら、自由な感じ、昼まで寝て仕事行くみたいな感じで、だから、結構夜中に発作が起きたとかをそういうところでみてもらったことがあって、で、やっぱり、こっちも安心して寝れるようになったという感じですかね。」(小森さん)

「(祖父母が)お昼ぐらいから来て、私のストレスが溜まったら悪いと、2〜3時間来てみてくれるんですよ。その間だから、買い物とか。」(井田さん)

「主人のほうが吸入、吸引、とかあやすのとかすごくうまくてですね。関心します。で、おばあちゃんもすごいかわいがってくれて、もう、酸素とか外れてたり

すると急いで、ですかね。」(草狩さん)

■■■■ 12　子どもの観察ポイントがママにはわからない

　医療的ケア児の看護をする際、脱水を予防することは大切である。しかし、ママは子どもの状態を理解し、それに応じた適切な行動をとることができなかった。ママが脱水症の観察ポイントを理解していないことで、子どもの症状が悪化して入院することもあった。例えば、痰を吸引する際に、全身状態と痰を観察して水分が不足していないか判断することが必要であるが、ママは子どもの全身状態の観察ポイントが理解できていなかった。

「最初、ちょっとわからなくて、最初はなんか普通にやっていたんですよ。あんまりにも、口が渇いてて、おかしいなと、目とかもくぼんでて、ちょっとあわてて病院に行ったらやっぱり(脱水で)、数値とか見ても絶対低いからと言われて。」(井田さん)

「最初のほうはわからなくて、ねばい(粘稠)痰っていうのがどういうのかわからなかったです。ねばい(痰)のが出たねって訪看さんに言われても、どこがねばかったんやろうっていう感じなんですけれど。」(里山さん)

■■■■ 13　新生児集中治療室(NICU)の医師・看護師さんや訪看さんに判断を頼る

　ママは医学的知識がないため、判断に迷うことが多かった。NICUの医師や看護師さんは、気軽に相談できる専門職であり、母親は判断に迷うとすぐに相談していた。

「最初の1か月はとにかくなんにも落ち着いていなかったし、半年はずっと病院に行ったような気がします。すぐ電話してすぐ受診をして、だから何かあったときははじめの頃はすぐ看護師さんだったり、主治医の先生も気にかけてくれ

❖8──アンビューバッグが正式名称。ゴム製のバッグを手で圧縮し、バッグの中の空気を患者の口と鼻から肺に送り込む人工呼吸器の1つ。アンビュー社のバックバブルマスクの商品名。

て、すぐ電話を。」（里山さん）

　訪看さんは在宅療養を行う際の身近な相談相手であった。ママが判断できない場合は、訪看さんが受診が必要かどうかの判断をしていた。ママは訪看さんを非常に頼りにしていた。

「（訪看さんは）痰をうまく出してくれるので、結構溜まっているという感じがあるので、来てくれると、出してくれるので。あと私の時間をつくってくれる。」（伊中さん）
「訪看さんは、夕方とか、夜になるようなときに、電話とかメールで「ちょっと具合が悪そうなんですけど」って言うと、（医師に）指示を仰いでくれて、（病院に）行ったほうがいいっていう感じだったら（家に）来てくれるし。」（井田さん）
「自分の判断がやっぱ、わからなくて、それこそ、訪看さんが、してくれたら、本当に、心強い。」（小森さん）

▰▰▰ 14　インターネットで調べたり医師や看護師さんに尋ねて解決する

　ママは看護師さんの指導が人によって異なる場合や疑問をもったときに、積極的に本やインターネットを使い、調べるようになっていた。

「（子どもの）爪を先生たちが押してて、……あれは何がわかるんだろうと思って、……家で様子がおかしいときに、先生なんで（そんなことをするのかな）、ここを押さえて、何を見たらわかるんかなって、そのときにネットで調べて、ああ、なるほどみたいな。それから、そういうのを（自分で）やるように。」（山部さん）

　ママは、疑問に思ったことは訪看さんや医師に尋ね、積極的に解決するようになっていた。訪看さんには、体位変換やスクィージングの方法を尋ね、医師には解剖生理学的な質問をしていた。ママは、看護師や医師には自分の子どもの状態に合わせた解決方法を指導してもらえると感じていた。

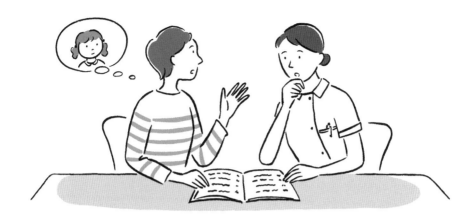

「スクイージングにしても、器械に合わせて、どのぐらい行えばいいとか……あの気管（カニューレ）の中に分泌物が溜まっていたらこんな感じとか。」（斎木さん）
「これ（吸引チューブ）を入れるときに中で、入りにくいところがあって、そこ（鼻やのど）からどうなっているのか知りたくて、病院に行ったついでに先生に聞いたら、先生が絵を書いてくれて、こういう形になってて、多分いちばん引っかかっているのはここだと思うんだよねっていうのを教えてくれて。」（山部さん）

■■■■ 15　子どもの症状をメモに書き留める

　ママは退院前の子どものお試し外泊のときに、子どもの症状をメモして、子どものケア方法を把握していた。また、けいれん発作が起こる時間をメモして、傾向を把握していた。

「特に（退院前のお試し）外泊とかしたとき、退院練習とかしていたので、経過（子

❖9──ここで医師（先生）が行っているのはCRT（capillary refilling time；毛細血管再充満時間）である。爪を5秒間圧迫し、手を離した後、爪の赤みが回復するまでの時間を計る。2秒未満であれば循環に問題はない。
❖10──呼気に合わせて術者の手掌で胸郭を圧迫することにより、排痰（痰を出すこと）を促進し、肺の換気を増大させる方法。痰の自己喀出力が不十分で、末梢気道の痰が太い気管に移動できない対象者の痰の移動を助ける。

どもの症状)をメモして、それをNICUの看護師さんに見てもらって、結構反省点とか、改善点とか聞いてくれてそれを何回か、……3〜4回したんですね。あれって結構助かった。」(伊中さん)

「最初は(発作が)何時何分に起きたっていうのをメモに書いて、どんな傾向があるかなっていうのをやってたんですけど、1日20回も30回もけいれんの発作が起きたり……傾向がまったくわからないっていうのがあったので。」(鈴原さん)

■■■ 16　ケアの理由の納得

　子どもがNICUを退院した直後、ママは理由がわからずに子どもの体位変換を行っていた。しかし、ケアを繰り返すうちに、体位変換は褥瘡(床ずれ)予防や痰を出す目的があることを理解していった。^{❖11}

「体位交換して、……褥瘡の防止ですかね。やっぱりどうしても腰の背中側にできたり、テープを貼ってとかして。そんで、横向ける時間をちょこっと増やしたりとか、こまめに(身体の向きを)変えてます。」(斎木さん)

「動いたりするのも、それも排痰になってるだろうし。押したりするのも排痰になっているので。」(伸原さん)

3　子どもの症状を自分で判断できるようになる

■■■ 1　顔色と機嫌を観察する

　ケアの理由を納得したママは、子どもの顔色の悪化や肺雑音を低酸素症状の観察ポイントとしていた。また、機嫌が悪いときは子どもの状態が悪いのではないかと考え、判断するポイントの1つとなっていた。のどの痰のゴロゴロ音で吸引が必要かどうかの判断をし、自分の子どもの特徴を踏まえて、身体の向きを変えたり吸引したりしていた。そして、ママは子どもの症状が悪化したときに思い当たる原因を順番に確認し、緊急を要する状態であるかどうかの判断ができるようになっていた。

このように、ママが子どもの状態について多角的に分析できるようになると、子どもの調子が悪いときは、前もって予測して、予防のために薬の吸入をしていた。また、すぐに訪看さんを頼るのではなく、自分で子どもの様子を観察して、受診が必要かどうかを見極めていた。

　ママは子どもの呼吸音や胸の上がり方、顔色などの観察ポイントを確認した後、子どもの低酸素状態を判断していた。ママは酸素飽和度の値に頼らずに、観察点がわかるようになってきた。

「（低酸素状態を判断するには）やっぱ、呼吸音はもちろんですけど、あとは胸の上がり、肩で息するとかそういう……基本は呼吸音、ゴロゴロいう。」（鈴原さん）
「唇の色とあと、胸の上がり具合で判断しています。ちょっと、胸の上がり具合がいまいちよくわからないんですが。いつも同じように（胸が）上がっている感じがあるので。ただ、あれ、機械で膨らませてしまうので、自発（呼吸）のときはゆっくりになるのでわかるんですけど。」（椎葉さん）

　このようにママは子どもの胸の上がりや痰の溜まり具合が、子どもの呼吸状態に影響することに気がつくようになった。

　また、子どもの状態が悪化したとき、子どもの機嫌が悪くなることがわかるようになっていた。子どもの機嫌が悪いときは、その原因を探索していた。

「そうですね、苦しそうなときは機嫌が悪いので、ずっとサチュレーション（酸素飽和度測定器）をつけているわけじゃないですけれど、苦しそうだなと思ったらつけて、（酸素飽和度が）低いようだったらアンビューでちょっと介助して。」（伸原さん）
「調子がいい、悪いとかっていうのは、悪いと（子どもが）動かなくなりますので、ぐったりしている。あと離れなくなるんで。うちの子、機嫌が悪いときって泣くって、あんまり泣きわめくことってなくって、だから、泣いたりしたときはどこか悪いのかなって、感じですね。」（椎葉さん）

❖11−皮膚局所に持続的圧迫が加わり、皮膚や深部組織が非可逆性の虚血性壊死に陥った状態。自立的体位変換ができない患者の骨突出部にできやすい。

■■■ 2　水分補給に注意する

　医療的ケア児は痰を吸引することで脱水症になりやすいため、水分補給に注意をする必要がある。過去の失敗の体験から、ママはわが子の症状の特徴として脱水症になりやすいこと、便秘になりやすいことが理解できていた。そのため、ママは毎日の生活では水分補給に注意していた。

> 「冬場は特に痰が多くて、（痰が）固まって、なかなか粘っこくて取れないとかがあって、そういうときは水分を10ccとか20ccとか、多めに（経管栄養に）入れようっていう感じで、脱水とかっていう感じではないですね。吸引のときの痰の具合と、あとうんちがちょっと硬いとか、おしっこがあまり出ないとか、そういう感じのことで水分量はちょっと増える。」（錦原さん）
>
> 「訪看さんに水分についてはすごく言われたので、やっぱり痰を引くので必要以上にとらないと脱水にすぐなっちゃうと言われるのと、1回血液検査で脱水が出たことがあって、……のどが乾いていなくてもとりあえず与えてみるとか。」（椎葉さん）

■■■ 3　のどがゴロゴロいうことで吸引が必要だと判断する

　ママはのどに痰が溜まって、ゼロゼロという音がするときに痰の吸引が必要と判断していた。以前は、一定の時間が来たら吸引していたが、吸引が必要な子どもの状態がわかるようになっていた。

> 「やっぱ気管がゼロゼロいうとき、……最初は2時間おきに体位交換して、セットで吸引をすることだったんですけど、……今はもうゼロゼロいったときだけ吸引します。」（伸原さん）
>
> 「やっぱ普通にしていてもゴロゴロの音が聞こえてきたり、触ってビリビリとくるなって、聴診器を当てなくても悪いちゅうのがわかる。で、そういうときに。」（斎木さん）

■■■■ 4　子どもの症状が出たときにママが判断できる

　ママは子どもの顔色や唇の色の変化、むくみ、発熱や嘔吐などの症状の出現があったときに、子どもの体調が悪くなったと判断していた。

> 「そうですね。やっぱ、もうむくんだらすぐに顔に出るので、目とか脹れるので、目に出るので、そこを見て、やっぱりむくむとすぐ、呼吸状態も荒くなって、わかりやすいので、そこらへんは見ています。」（草狩さん）
>
> 「本人のいつもと違うっていう感じと、まぁあとは数字、出てくる脈拍と、ほとんど胸の音とか肺の音とか、それぐらいですかね、顔色とか……。顔の色とか本当にチアノーゼとか出たらわかりますけど、後の判断とか難しいので器械に頼る状況です。」（小森さん）

■■■■ 5　子どもの状態が悪くなったときの判断するポイントの確認

　ママは子どもの酸素飽和度が低下したときは、その理由を予測して判断するポイントを確認していた。ママは悪化したのがどうしてかを考えることができるようになっていた。

> 「まず吸引しますよね、いちばん最初は。サチュレーションをつけて吸引して、サチュレーションで値を確認して吸引、で落ち着くか落ち着かないか見る。落ち着かなかったら、そうですね。ここ（背中）をトントンとすると落ち着くので、ひたすら、なだめてなだめてで、それで、だいたい酸素が低かったらアンビュー（換気）をしながら。音っていうか触ってザワザワするので、だいたい引きます。引いてみて（痰が）固そうなときは、呼吸音を聞きます。」（伸原さん）
>
> 「（酸素飽和度が）下がるときは結構、下がってきて85ぐらいとか、何が悪いのかといろいろみていきます。まずカニューレの中に、気管の中に（痰が）溜まっていないかとかですかね……。あとはなんだろう、おしっこが溜まっていないかとか。」（斎木さん）

■■■■ 6　かぜ気味のときは事前に予測して吸入する

　ママは、子どもの状態の悪化が予測される場合、早めに吸入を行い、痰を排出し、重症化を防いでいた。

> 「痰が固かったら吸入すぐかけるとか、鼻が出たら（吸入を）すぐかけるとか、なんか、薬がそう飲めないじゃないですか。もらわないと、置き薬もないんで、そういったのも、（前もって）先にしていく。」（椎葉さん）
> 「夕方、起きたときに鼻がズルズルしていたら吸引するんですけど、あの、調子が悪いときは吸入の回数を、ゴロゴロいってるなと思ったら吸入の回数を増やして、そこは、様子を見ながら。」（草狩さん）

■■■■ 7　自分ひとりで子どもの様子の観察・判断ができる

　子どものケアを始めて間もない頃、ママは子どもの状態が悪化したときは、訪看さんに連絡し、どのようにしたらよいかの指示を仰いでいた。しかし、ママは子どもの機嫌やパターン化した症状が判断できるようになり、自分で様子を観察していた。

> 「1日様子を見る。嘔吐（吐くこと）は結構頻繁にあったので、パターンがあります……全部吐いてしまえば、落ち着いて元気に遊び出す、そういうパターンなんです。とりあえずは自分でやってみて、前回は丸1日悪い、2日にまたいで元気がなかったので電話してみたのですが。とりあえずは熱が出たりしても、様子を見ますかね。」（伊中さん）
> 「前は訪看さんが来ないとビクビクしてたっていうか、トラブルがあったときの対応とかできなかったんですが、最近はなんかもう、アラームが鳴ったときなんかも、（絆創膏が）剥がれたときなんかも、焦らずに対処できるようになったっていうか、まあ、ゆっくりやって、ちょっと様子見てやっぱり悪いようだったら、病院に電話したりとか、少しゆとりが出てきたように思います。」（井田さん）

　ママは子どもの養育や医療的ケアのため多忙な毎日を送り、子どもの症状の判断はできるようになったが、ママ自身の健康管理は後回しにされ、睡眠時間も十分にとれていなかった。

「ベッドに横になっている時間は長いんですけど、かといって熟睡しているかといえば全然していない。……2、3時間おきになんにもなくても体位交換はしないといけないので、それをしたり、あとサチュレーションモニターがすごい外れるんです。ちょっと指でモゾモゾすると外れちゃうので、そんなので起きなきゃいけなかったり……（熟睡した感じは）ないですね。」（伸原さん）

「なんか、休んでるっていうより、夜中も、けいれんがたびたび起きて、サチュレーションが拾わなくなったりするんですね。けいれんが起きて、拾わなくなったりして音が鳴るので。あとはもう呼吸器、呼吸器も外れたり、どうしてもその、自分が嫌なときはどうしても手が触れちゃって、外れちゃうときとかがあって、そのときはあの、アラームが鳴るので、夜中になることも多くって。」（鈴原さん）

「手荒れがひどくて、先生に手荒れがひどいって言うと、ハンドソープもあまり使わないほうがいいと言われて、だけど子どものおむつのときにはもちろん洗わないといけないので。吸引のときも洗わないといけないし、何をするのも気切（気管切開）の処置をするときも手がきれいじゃないと、洗って消毒して、アルコール綿やってっていうのが1日に何十回もあるので、アルコール自体が結局皮膚を溶かしてしまうので。」（鈴原さん）

4　私は子どものいちばんのケアラー

　ママは、子どものケアを続けていくうちに、理由はわからないが直観がはたらき、子どもの状態の微妙な変化が察知できるようになっていた。子どもの鼻の穴の形や気管の解剖学的特徴を熟知し、技術を獲得していた。また、ママがこれまでに修得した、子どもに合った独自の方法で痰を出し、ケアを行ってい

た。ママはわが子の観察や医療的ケアに関しては医師や訪看さんよりも理解し、対応できると自信をもっていた。

■■■■ 1　子どもの微妙な変化を察知できる

　理由はわからないが、ママは子どもの体調が悪化したときは直観がはたらいて、悪くなったことがわかっていた。その理由は、ママにも言葉にはできなかった。例えば、子どもが呼吸をしていない場合には、理由はわからないが、それを察知することができていた。

「なんか不思議なんですけれども、（子どもが）軽くお昼寝してパチッと起きたりする。絶対これ息していないと思うとしてなかったりとか、何かわからないけど、それが不思議なんですけれども、わかるんですね。なんか今息していない感じがするとか。これ悪くなりそうな感じがあるとか。」（里山さん）
「緊張とかそういうのでもわかるし、なんなんやろう、不思議とすごく微妙な変化でもわかります。……これって言えないけど、なんか、本当に微妙なので、これっていうのはないんですけど、なんかちょっと違う気がする、顔色はそんなに変わらなくって、何かが悪いときはなんとなくわかります。」（山部さん）

■■■■ 2　わが子の解剖学的特徴を熟知できるようになる

　ママは、毎日子どもの鼻の吸引を繰り返すうちに、子どもの鼻の穴の形を熟知し、看護師でも困難な吸引ができていた。また、気管支の構造や吸引時の注意点も十分に理解し、自分なりの工夫をしていた。

「うえ（嘔気）とかなりました。なんかそれも、右の鼻がすごく狭くて、病院の看護師さんも（吸引に）結構手こずるんですよね。でも、毎日していたら、鼻の形がわかるようになりました。だけどたまに鼻血が出ちゃいます。それを気をつけています。」（草狩さん）
「痰の色が緑っぽくなってきたなというとき、一応、教わってはいるけど、もうちょっと深めに気管に入れるとかしていました。……突き当たりあたったなとい

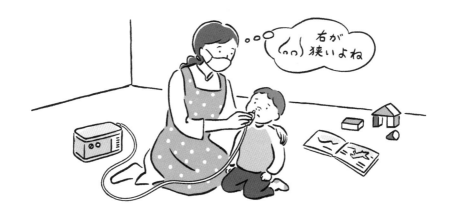

うのがわかるんで、これ以上行けんなというのが感覚的にわかって。」（斎木さん）

▰▰▰ 3 独自の方法で排痰する

　ママは、肺に手を当てて痰の溜まり具合を判断したり、痰を出すためのポジショニング[13]などの技術を身につけていた。また、気管内の痰の性状を判断できるようになり、吸引カテーテルの微妙な動きを操作していた。また、痰の粘稠度によって吸引方法を工夫していた。

「結構大量に上がってきたとき、ゴロゴロいってても引けないときってあるんですよ。そういうときにはトントンとか（背中をさすって体位を換えたり）、「コンコン（咳）と言って」とか言うと、意味がわかりだしたので咳き込んだりしてくれたりとか、すると（痰がのどのほうに）上がってくるとか。」（斎木さん）
「ここらへんにある中の（気管カニューレ内の痰）がわかるようになりました。それはもうちょっと、取ったほうがいいとか、それは6センチなんだけれども、もうちょっと入れるとか、ちょっと入れるとそれが出るから気持ちこさぐとか……ねばいときはちょっと変えている。ずーっとありそうなところを動かさんでやっておくとか。

❖12―重症児は広範な脳障害に起因する筋緊張亢進が起こりやすい。

❖13―適度に脊柱を伸展させ、頭部と体幹を正中位（左右対称）に安定させて保ち、腹部がリラックスする姿勢と、それを助長するような上下肢の位置。

ジュルジュルのときは全体にしたら取れるとか。自分の中であってそれでやっています。」（里山さん）

■■■ 4　自分の医療的ケア技術の熟達を認識する

　ママは、自分の子どもの吸引は医療職よりも上手にできると自信をもっていた。日常の子どもの様子を観察し、子どもの身体的状況を熟知しているママは、観察やケア方法に関しては、医療職を超える対応ができていた。

「本人は、私たち（ママとパパ）がすれば全然嫌がったりしない。看護師さんにやってもらうより自分で代わりますと言って、本人がママと見分けがつくのか、看護師さんがしますっていうのが嫌なんですよ。最初はそうやって、訪看さんのやり方が本当かなぁって思ってたんですけれども、やってみると、自分がいちばん。」（伸原さん）

「どこのお母さんも先生や看護師さんより上手って、看護師さんや先生も言います。こういうふうに吸引すると吐いてしまうとか、ここまですると逆によくないとか。でも看護師さんはその人の癖もあるけど、そしたら結局、ガバッて吐いたりとか……今こうするとよくないなとかわかるので、お母さんたちのほうが上手になるんだよって。」（山部さん）

■■■ 5　子どもの身体の成長への喜び／反応への喜び

　ママが子どものケアに熟達してきた頃、ママに気持ちの余裕ができ、子どもの身体の成長や心の発達に喜びを感じることができていた。

「そーうですね。やっぱ、目に見えて、歩けるようになったとか、座れるようになったとかですかね。なんか本当にこう、自分で歩けたりとか立ったりとか、1年間ずっと、保育器で成長が止まった感じでしたから、そこが不安でしたね、成長していけるのかなという。」（草狩さん）

「全然普通の子と比べて成長が遅いですけど、なんか1つずつ、つかまり立ちとかにしても、えーっと、伝え歩きにしてもなんかこう、昨日と、昨日できなかっ

たことが、今日できてるってことに関してはすごいうれしいし、うーん、なんか
こう、周りの子に比べると、全然ちっちゃいけど、この子なりにはがんばって大
きくなっているっていうのが、見れたときはうれしいかなっていうのはあります
かね。」（井田さん）

「とにかくあやして笑うことも出てきたですよ。抱っこして。グルグルっとするし、
そういうので、あーあー、この人、普通の子どもなんだって思う。そこまで余裕
がなかったから。」（里山さん）

「最近はすごく人のまねをするようになったので。ちょっとしたことなんですけ
れども。からだのほうの発達は、完璧に見込めないですけれども、テレビを見
ながらちょっとまねして踊ったりとか、踊るというか、踊るとまではいかないけど、
やっぱちょっとまねしたがっているかなーとか、ホームページでそのページごと
にいろいろ教えているとそれができるようになっていたりとか、最近ちょっとす
ごいです。」（伸原さん）

■■■■ 6　子どもが丈夫になったという実感

　ママは、子どもが以前よりも丈夫になったと実感するようになっていた。

「サリちゃん（子どもの名前）のほうが成長しているという感じがありますので、大
きくなって吸引回数が減ったり、まあ、最近では自分でも教えてくれることが
あって、まあ、時が経てば、そうだな、私がいつ、修得したというよりも、当初
とは変わっている。成長して抵抗力のために、はい。ちょっと大きくなったのも
あります。」（伊中さん）

「小さいときは、しょっちゅう、しょっちゅうかぜとかひいて、病院とかもう、行っ
てたんですけど、最近はちょっと本当にかぜもあんまりひかなくなったし、丈夫
になったなーって、いう感じはあります。」（井田さん）

❖14…体温調節機能が未発達な低出生体重児や生活力の低下している患児などの保温、
保湿、酸素供給、および感染防止のために用いる機器。

■■■ 7 自分の時間がもてない

　ママは子どもに対する心の余裕はできたが、医療的ケアや子どもの観察のために、縛られた生活に変わりはなかった。

> 「もう、自分の時間もないのでこう、イライラするのが結構ある。エルちゃん（子どもの名前）、おとなしいというか、そんなに手がかからないんで、何かあったらすぐ泣いてくれるんで。でも遊ばせれば、家のやりたいことはできるんですけど。けど、出かけるのが。」（中記さん）

■■■ 8 きょうだいの世話ができない

　ママは、医療的ケアが必要な子どものきょうだいに十分かかわる時間をなかなかもつことができなかった。

> 「ちょっとかぜひいたり、具合が悪くなるともう、そんなもんじゃない。そうなるとつきっきりになってもう、ほとんど上の子のことができなくなる、という感じなんですけど。」（伊中さん）
> 「上の子が今、小学校なんですけど、部屋から出られる時間がないので、やっぱ、1人で遊びに出かけるんで。」（斎木さん）

■■■ 9 自由に外出できない

　また、子どもにかかりきりで、自由に外出したりなど自分の時間をもつことができなかった。

> 「困ったこと、やっぱ移動がいちばん大変ですね。……お出かけのときはこのバギーを畳んで、車に入れて、呼吸器、吸引器をバタバタって運んで、っていう感じで、また目的地に着いたらバギーを降ろして、呼吸器、吸引器と本人を積んで。」（伸原さん）
> 「例えば上の子が悪くても、誰かが来てくれてないと連れ出せない。行けないんですよね。だから、学校で呼び出しとかがあって、何回かお熱があるん

で迎えにきてくださいって、やっぱ、言われるときが何回かあったんですけど、それはちょっと、今行けないんで、1〜2時間ぐらいみてもらっててもいいですかとお願いして……というときが困りますね。」（椎葉さん）

■■■■ 10　ブログで情報収集

　ママは自由がない生活の中で、同じ状況にある医療的ケア児のママのブログから情報収集をしていた。インターネットからの情報収集は、家で医療的ケア児のケアをしながら行うことができていた。

「私の周り、あまり気管切開をしている子どもがいないので。近くにいるお母さんから情報がないので、ブログとか見て、検索して、アメブロとかそれで見て。気管切開のお母さんのやっているのを水分補給しているとか聞いたりとかしている。」（山富さん）
「あんまり会う機会がないというか、お話とか聞けないので、ネットとかはよく、ブログとかはされている方は結構いるので、情報交換というか、なんか、だいたい皆さんやっていることが、まあ、同じかなーという感じはするので、ちょっと、安心かなというのはあります。ほかの同じような体験をしている方々と情報交換することで安心できる。聞いたりとかして。」（井田さん）

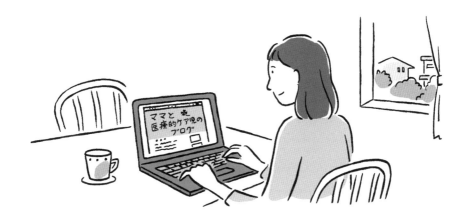

■■■■■ 11 たまの息抜き

　ママは家族の支援により、子どもの世話から解放されて自分の時間をつくり、リフレッシュしていた。

「おじいちゃんに子どもをみてもらって、お友だちと会ったりとか。私、たぶん結構(息抜きを)させてもらっていて、意外とおじいちゃんのほうが、ストレスが溜まっているんじゃないかと思うんですけれども、私は結構好きにさせてもらっています。」(里山さん)

「おじいちゃんがみてくれる。その、バーゲンとかも行けるし、結構、お友だちとも食事とか行かせてもらえるので。結構、気ままにやっているような感じですかね。」(井田さん)

■■■■■ 12 訪看さんの直接的ケアが助かる

　訪看さんが見守りをしたり、入浴介助をしたりといった子どもへの直接的な援助がママの息抜きや助けとなっていた。症状が安定しない医療的ケア児ではあるが、訪看さんには安心して子どもを預けることができていた。

「訪問してくれているときは安心して預けて、私が外出できる唯一の時間なので、あの、出かけることで私のストレスも解消されてるっていうのは大きい。預ける施設がないので、その来てくれてる時間っていうのが、やっぱり、唯一、私が子どものことを考えなくても済む時間というか、もう任せていられるので。」(鈴原さん)

「訪看さんはお風呂がメインで……あと髪の毛を切ってくれたりとかもしますね。……そうですね、やっぱり来てくださる時間に私も自由がきくので。」(伸原さん)

■■■■■ 13 ヘルパーさんの支援

　ヘルパー制度を利用することでも、ママの自由な時間をつくることができていた。

「夕方、ヘルパーさんが、ほぼ毎日平日は、1時間半来てくれるので（吸引等を頼み）、その間夕飯を準備します。」（伊中さん）

「留守番は基本、ヘルパーさんに頼みます、で、おばあちゃんはいっしょにいるということ。なんか、ちょっと1人だと不安、ちょっと不安みたい。まあ、ヘルパーさんがいてくれるので調節して、学校行事とかあるときは、いっしょにいてもらいます。」（伊中さん）

■■■■■ 14　頼りになる医療的ケア児のきょうだい

　医療的ケア児と共に育ったきょうだいも、ママを助ける頼りになる存在であった。

「結構、（きょうだいは）面倒見がいいんですよ。やっぱり、生まれてすぐ入院して、全然見れてなかったので……、かわいいみたいで、かわいがってくれる。私が忙しいときもみてくれているので、もう助かるなっていうのはありますね。」（井田さん）

「お兄ちゃんが私の機嫌が悪いと子どもをみてくれたりとかするので、早く帰ってこないかなーと思ったり。」（椎葉さん）

＊

　以上のようにして、ママは医療的ケア児を家に連れ帰って、試行錯誤しながら、毎日を過ごしていた。ママはこれまでに示したように医療的ケア技術を段階的に修得し、心理的にも変化をしていた。そのなりゆきの詳細な分析については次章で示す。

❖15…障害者自立支援法に基づく福祉サービスにかかわる自立支援給付。居宅介護（ホームヘルプ）であり、自宅で入浴、排泄、食事の介護等を行う。2005年3月にヘルパーによる気管内吸引が認められた。

Voice ❶
だれもが生きやすい明るい未来へ

安藤 歩（大分県医療的ケア児者の親子サークルここから 代表）

「そんなケア（医療的ケア）も、看護師してたからできていいわね。」
「看護師してたから、器械のこともわかるんでしょう？」
　人工呼吸器を常時必要とする娘の話をするとき、よく言われます。
　私は、『そうじゃないんだけどな』と思いながらも「まぁそうですね」と苦笑いして話を終わらせるのですが、世間一般から見ると、"医療的ケアをする"ということは、看護師資格をもっていないとできないほどに、難しい、自分にはできない、という印象があるようです。

　私は、「大分県医療的ケア児者の親子サークルここから」の代表を務めていますが、そこで出会った家族たちは、ほとんどの方が"無資格"で、この医療的ケアを行っています。さらには、わが子の疾患・状態・治療についての知識や理解度は、看護師をしのぐほどに多く深くもっていると感じます。

　私も、娘の状態の判断・対処についてや医療的ケアの修得、人工呼吸器管理などに関しては、入院した4か月の間、医師や看護師と何度も何度も話をしたり、看護師の手技を確認し自分の手技を確認してもらい、安全な技術取得に努めてきました。正直、はじめは怖かったです。看護技術自体に不安はなかったですが、"わが子へ施す"、"自分で判断する"という、判断や手技を間違えたら娘を傷つけてしま

うかもしれないという怖さがありました。しかし、"やらなければならない"、"やらなければ娘のいのちを守れない"、ただその想いだけで、安全で確実な手技を修得し、看護を続けてきました。

　きっと、ほかの親も同じ気持ちなのではないかなと思います。そこまでに到達できるのは、"母親としてのわが子への愛情と責任"、その心だと思います。そして、その心が折れないように日々支えてくれる支援者の方々がいてくれるおかげだと思います。

　医療的ケアは、ミルクをつくって飲ませるのと同じように、それはただ単に子育ての方法が違うだけ、と私は思っています。しかし、現実の生活では、医療者のいない中で過ごすことに不安が募る場面も多くあります。そんな生活に少しでも安心を——そう考え設立した「大分県医療的ケア児者の親子サークルここから」です。相談できる相手がいない、周りはどのように対処しているのかわからない、そんなとき、どんな些細なことでも相談や情報交換できる場があれば。そして、社会へ発信していくことで支援拡充がはかられ、どんな障がいや病気、医療的ケアがあったとしても、安心して子育て・生活できる社会になるのでは。

　障がい・病気・医療的ケアをもつわが子どもたちは、それを先陣切って進む"勇者たち"。

　当事者と支援者がうまく協働していくことが心地よい社会を創り出すと信じて、今日も娘との日々を大切に過ごしたいと思います。

❖大分県医療的ケア児者の親子サークルここから
https://coco-color.hp.peraichi.com/

Voice ❷
WE ARE NOT SO DIFFERENT

岡原 ゆかり

　娘の障害がわかったのは妊娠8か月の頃。赤ちゃんの発育がよくないと大きな病院を紹介され、検査で18トリソミーだとわかりました。長く生きることは難しい、緊急時の処置はどこまでするのか。突然の悲しみの中、正解のない決断を迫られたとき、共に泣き、寄り添ってくれたのはNICUの担当看護師さんでした。

　陣痛を促進し、逆子のまま小さく生まれてきた娘。今お家に帰らなければ一生無理かもしれないと生後2か月でNICUを出てからも、入退院を繰り返していました。寝入ると呼吸が止まり徹夜で抱っこし続けた日、左手に娘を抱え右手に酸素ボンベを引いて夜中の救急に駆け込んだ日、もう家で看取るしかないと覚悟を決めた日……。1歳半頃までの娘の体調はとにかく不安定で、私も心身ともに余裕のない日々でした。

　転機は3歳の頃。藁にもすがる思いで、18トリソミーの子をもつ家族のブログを探し、東京で開催される写真展に参加しました。年長の年には酸素ボンベと吸引器を抱え初めて飛行機に乗り、全国の仲間たちと会うことができました。私を引っ張ってくれたのは娘や同じ悩みを抱える家族、そしていつもしたいようにさせてくれる主治医でした。ほかにも、訪問看護師さん、ヘルパーさん、相談支援専門員さん、ママ友。抱っこし、名前を呼び、成長をいっしょに喜んでくれる方たちのおかげで今日の私たちがあります。

　娘は今、中学3年生。体調も比較的安定し、毎日ご機嫌で学校やデイサービスに通っています。私はというと、1年半ほど前から「たのしいproject」(Facebook、Instagram あります)として、障害のある子も楽しめる五感を刺激するワークショップを企画、開催し始めました。1日1日を生きる子どもたちの人生が豊かになるように、親も社会とつながり癒しの時間をもてるようにと日々奮闘しています。

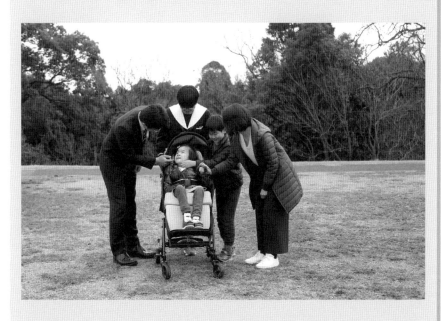

　障害のある子をもつと、「お母さんを選んで生まれてきたんだね」と言われること
があります。本当のところはわかりませんが、私は「ただの偶然だと思いますよ」と答
えるようにしています。これはきっと誰にでも起こりうることで、子どもの命を守るため
ならば多くの人がこうするし、こうするしかないと思うからです。タイトルの「WE ARE
NOT SO DIFFERENT」は、今年娘の描いた絵をTシャツにしたときに使った言葉
です。価値観や境遇、障害の有無などにかかわらず、私たちはそんなに違わない
という意味があります。誰にでも起こりうることだから、社会全体で支える。もし自分
だったらと考え、互いの立場や気持ちを思いやる。娘がいるから見えてきた世界。こ
れからも娘との「今」を味わいながら「たのしい」を探して生きていこうと思っています。

❖たのしいproject　https://www.instagram.com/tanoshii_project/
　　　　　　　　　https://www.facebook.com/tanotanotanoshiiproject

Voice ❸
医療的ケア児の育児を
楽しめるようになるまでのわが家の奮闘記

二村 慶

　現在4歳になる息子は出生時の分娩事故により低酸素脳症となり、重度脳性麻痺と診断されました。医師から「一生寝たきり。ミルクも口から飲めないので、自宅でもチューブから入れてもらいます」と説明を受けたときは、何が起きているのか理解できずに混乱と不安でいっぱいでした。それでも、とにかくいっしょに過ごすために家に連れて帰りたい一心で、はじめての医療的ケア修得練習が始まりました。

　経管栄養の手順は看護師指導で毎日練習できたので、覚えることに苦戦することはありませんでした。在宅生活が始まり、医療的ケア自体は慣れていきましたが、背中の反り返りが強くなり、注入時間が倍以上かかるようになる、まとまった睡眠がとれない、身体のピクつき、発熱するほどの筋緊張といった症状が増していきました。症例が少ないため、受診しても対処法がわからず、苦しむわが子に何もしてあげられない状態が1年以上続きました。

　睡眠不足で体力の限界を感じ、赤ちゃん向けサポート事業を依頼しようとしても、「鼻にチューブが入っているお子さんは利用できないと思います」と保健師から言われ、医療的ケアがあることでサービスを受けることができませんでした。一方で、福祉サービスも地域格差が大きく、ショートステイやデイサービスは医療的ケア児受け入れ不可で、乳幼児でも障害児でもどちらのサービスも利用できず、孤立感が増し、精神的にも追い詰められていきました。

　転機となったのが、SNSの利用とそこからつながった専門病院受診でした。専門病院での長期入院では、少しでもつらい症状を軽減できるような方法を各専門職が模索してくれました。筋緊張やてんかん症状を抑える薬のために、嚥下機能が低下

して痰吸引や胃瘻といった新たな医療的ケアが増えていきましたが、本人が楽に過ごせる姿を見て、本人に必要なことだと自然と受け入れられ、心理的にも大きな変化でした。変化していく身体状態の中で、症例も少なく個別性も高いため、そのつど何が最善なのかを判断することは医療職ではない私には困難の連続ですが、いっしょに考えてくれる支援者の存在が支えとなりました。

　また、同じ境遇の親御さんとSNSでつながることで、症状に対する対処やリハビリ知識はもちろん、医療的ケアがあっても外出する工夫やペースト食づくり等を情報共有できるようになり、徐々に生活が安定していくだけでなく、私自身が育児を楽しめるようになっていきました。

　医療的ケア児の育児は社会の中では少数派のため、支援者側でも知らないことが多く、特にサービスにつながりにくい未就学期は孤立してしまいやすいと思います。日々のケアや入院付き添いでの慢性的疲労と睡眠不足、ただのかぜやてんかん発作で命の危険を感じことも多く、精神的負担も大きいのが現実です。それでも、家族でお出かけできたり、普通なら当たり前にできる些細なことにも幸せを感じて日々過ごしています。たとえ歩けなくても話すことができなくても、この先も笑顔で隣にいてほしいという気持ちが日々のケアの原動力となっています。

　ただ、変化していく状態によって、増えていくケアや介護負担は大きいため、いっしょに考え、支えとなってくれる支援者の存在が不可欠だと痛感しています。いっしょに過ごせる日々を守り続けていくために、この子たちをもっと知っていただき、多くの人にかかわりをもってほしいと願っています。

私のメディカルケア奮戦記

池田 薫

　私は32歳になる福山型先天性筋ジストロフィーの娘、希美の在宅介護をしています。生後6か月のときに病名の診断を受け、訓練に通いました。2歳からは障がい者通園施設に通い、その後、私立保育園、幼稚園を経て、支援学校小学部へは自分で進路を選び、通学しました。そののち、中学部、高等部を卒業した後は、成人してパソコン画家となり、在宅で絵の制作をしています。私はその介護、看護、生活全般のサポートをしています。

　小学部になり体力的に徐々に筋力が低下し始め、電動車椅子を運転するようになりました。行きたいところへ自由に動かせる楽しさを味わい、地元の小学校時代は母介助のもと遠足などのイベント時に交流させていただき、また地域の夏祭りやラジオ体操にも積極的に参加していました。その頃は整形外科的な診察や訓練のみで、体調を崩すことはない時期でした。

　中学部頃から、座位は1時間もたなくなり、中3、そして高等部は30分くらい授業や食事のために座っては、横になって休憩する生活を繰り返しながら、大半は横になって生活するようになっていました。

　高等部2年の春から、娘は夜間のみ人工呼吸器を装着し始め、鼻マスクを装着するようになりました。16歳から呼吸リハビリ訓練を受けるようになり、自宅にカフアシストを導入して、朝昼晩就寝前に呼吸リハビリテーションをしています。在宅での呼吸リハを続けたことで、20 〜 30歳の10年間は検査入院等があったものの、肺炎等を起こすこともなく、絵の創作活動や社会とのつながりを大きく広げられた貴重な時間を過ごすことができました。

　食事は刻み食からミキサー食へ移行していきました。鼻から胃に注入も試みまし

たが、側彎で首の変形の影響も大きく、何度やっても口からチューブが出てしまい、経鼻経管栄養チューブは断念することになりました。

　いったん呼吸器を外して自発呼吸で食べ、酸素が低下し心拍数が高くなれば呼吸器を装着し休憩して、呼吸状態が改善したらまた再開する、その繰り返しでした。やがて嚥下機能が低下して、食後の消化も滞り気味で、食べる量も減り、カロリーを補充する目的でラコール（経腸栄養剤）を併用した時期もありました。しかし、飲み込む際には腹部膨満がひどくなってきて、そのうち食後はベッドに横になると、毎回聴診器で気道が閉塞しない身体の位置を探さないと、呼吸さえ苦しくなるような場面も多発してきました。当時平らな介護用ベッドに横になっていましたが、150度を超える側彎の彎曲の娘の身体は、バスタオル等でサポートをしても、体調を安定させることはできませんでした。日々楽に生活できるための娘の身体を支える臥位保持マットをつくることを希望しましたが、前例がない、いくつも支給できないと、申請さえも進めていただけない日々。約5年間、娘の命を守るために、2〜3時間の睡眠で翌日訓練へと移動したりの日々でした。

　また訓練に行くときも、車に乗って移動する際、座位がとれなくなっていた娘は、車の後部座席をフラットにして、ベッド上と同じようにバスタオルや毛布などで隙間を埋めながらなんとか体勢を固定して、呼吸器をつけて移動していました。通院途中に交差点の真ん中に差しかかったとき、急ブレーキを踏んだ前の車の後ろで、娘の身体が前に平行移動してきて、私の左手でかろうじて頭を受け止めて命を守ることができたことも数回ありました。在宅での介護の中、行政に娘が生きていくために必要なことについてたびたび改善を訴えても、「現行の制度では申請できない」と言われ続けました。車載用座位保持装置が認められるまでの間、気道が閉塞気味

の身体を24時間介護するにはあまりにも不安が大きく、張り詰めた毎日でした。そして5年後、申請を認めてくださることになりました。提出したらすぐ認可が下りたのです。もっと早くに導いてくれたら、とたまらない想いを感じました。

　在宅で全身が滞りがちだった身体に、独自で経絡リンパマッサージや足ツボ、日頃横になっていてはあまり使わない筋肉を、ストレッチをしては身体をほぐし、日ごとに体調が改善され、呼吸のトラブルが激減していきました。臥位を保持するマットをつくっていただき、在宅での生活環境が整うことで、やっと安定した生活への道が開けてきました。

　28歳頃から酸素低下も頻繁になり、経口のみの水分や食事では1日の体力も追いつかず、体重は16kgくらいまで落ちました。胃瘻造設を相談し、手術中に呼吸状態が乱れることを考慮して、30歳で気管切開、声帯分離手術をしました。

　術後3日目から呼吸器をつけたまま、注射器で2ccずつ、翌日には150ccを飲み干しました。経口摂取を同時進行しながら、転院先では、程なくミキサー食をスタートしました。退院後は、経口からのミキサー食と、胃瘻からの注入半々の栄養で、体調も落ち着きました。現在は時間ごとの呼吸リハ、ストレッチ、側臥位にしてのスクイージング後の排痰、臥位でカフアシストをしての排痰で、体調がとても安定してきました。術後に、今後はストレッチャーでの移動しかできないため車椅子は処分するように、と言われましたが、半年後、車椅子での移動ができるようになりました。

　現在は体調がやっと落ち着き、今年6年ぶりに希美個展を開催することができました。

　娘が人工呼吸器を着けてパソコンで絵を描き始めて17年。現在完成した作品

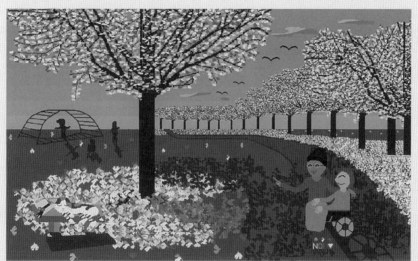

[図]希美さんの作品「黄葉」

が50作品。1つの作品制作に6年かかって完成した絵[図]もあります。どんな体調であっても正確に指が動かせる環境を支えたい、その一心でケアを続けてまいりました。いつの日か社会の中でそれが安心してお任せできることがかなう日を心から願っています。

❖[ブログ]のんママの幸せ貯金箱　https://ameblo.jp/kaorinnohappybank
❖希美さんのInstagram　https://www.instagram.com/nozomi_ko/

Ⅱ

ママたちの
医療的ケア技術の
修得プロセスを読み解く

1 ドレイファス・モデルとベナーの看護論を用いて ママたちの医療的ケア技術の修得プロセスを読み解く

　本書では、医療職者ではないママたちが、医療的ケア児を育てるために、必要に迫られて医療的ケア技術や子どもに対する観察力を修得するプロセスを明確にした。これはドレイファス[※1)]の研究にあるように、論理的に説明できない人間の行動プロセスを解明したものである。ママたちは、子どもの医療的ケアを行わなければならない状況となり、医療的ケア技術の修得プロセスを体験した結果、ケア技術が習熟していくという段階的なプロセスがみられた。専門職者のケア技術の修得状況とは異なるが、ママたちが医療的ケア技術を修得していくプロセスの一部は、ドレイファス・モデルとベナーの看護論[2)]に非常に似ていた。ママたちにインタビューを行い、質的分析をして、ママたちの医療的ケア技術の修得プロセスをこれらのモデルと照らし合わせた結果、合致する部分が多く認められた[表2]。

　医療的ケア児のママたちがケア技術を修得するプロセスとして、『ケアの根拠への気づき』『分析的思考の取得』『察知可能になる』の3つの段階(カテゴリー)があることが明らかになった。また、8つのサブカテゴリーと24の概念を抽出した[表3]。これらから得られた、医療的ケアが必要な子どものママたちのケア技術の修得プロセスを[図2]に、子育ての喜びを感じるまでの心理的変化のプロセスを[図3]に示す。

■■■■ 1 『ケアの根拠への気づき』の段階

　『ケアの根拠への気づき』の段階は、ドレイファス・モデルとベナーの看護論(ラダー理論)の第1段階と第2段階に似ていた。ドレイファス・モデルの第1段階では「ビギナーは判断するための規則を覚える」とあり、ベナーの看護論では、「初心者は、体温や血圧などの患者の状態を示す指標で状況を判断する」と記述されている。これは、ママが新生児集中治療室(以下、NICU)で、子どもの状態の判断方法として、酸素飽和度の基準値を医師や看護師より教えられ、その後は酸素飽和度の数値のみで子どもの状態を見分けている状況に似ていた。

[**表2**]在宅療養児の母親が医療的ケア技術を修得するプロセスと
　　　ドレイファス・モデルおよびベナーの看護論との比較

	ドレイファス・モデル（一般）	ベナーの看護論（看護職）		在宅療養児の母親
第1段階	[ビギナー] 判断するための規則を覚える	[初心者] 体温や血圧などの患者の状態を示す指標で状況を判断する	ケアの根拠への気づき	●医療的ケアの実施の際、看護師の手技や行為のまねをする。看護師の技術の模倣は、医学的知識のない母親が技術を学ぶ手段として、必要な学習方法である ●子どもの状態は、医療職者に教えられた酸素飽和度の数値を基準とする。しかし、数値を基準にするだけでは子どもの状態を判断することはできず、数値に振り回され、訪問看護師に判断を頼る状態である
第2段階	[中級者] 前例との類似性を感じ取ることができる	[新人] 繰り返し生じる重要な状況要素に気づく		●子どもの症状に疑問をもつようになり、インターネットで調べたり、医療職に尋ねて解決する。子どもの症状をメモすることは、思考を整理し、現在の子どもの症状を振り返り、後日のケアに生かすことにつながる。その結果、ケアの理由に納得できる
第3段階	[上級者] 状況を構成する要素の相互作用がわかり、それに応じて結論を引き出し、予測することができる	[一人前] 現在の状況や予測される将来の状況の重要性がわかる	分析的思考の取得	●顔色などの低酸素症状や、機嫌を観察することなどの観察ポイントを増やしていく。一定の時間ごとに吸引を行うのではなく、咽頭音を聞いて、吸引の必要性を判断する ●脱水症になりやすい子どもの身体的特徴を理解し、早めに水分補給を行い、緊急事態が起こらないように取り組む。このような子どもの症状悪化を経験し、悪化したときの判断の基準が自分の中で確立する
第4段階	[プロ] 過去に経験したのと似たような計画が浮かび、過去の経験に照らし合わせて予測が立てられる	[中堅] 経験に基づいた全体像を把握する力があり、通常予測される経過をとらない異常の発生を看取できる		●これまでに修得した断片的な知識や経験がつながり、総合的に子どもの状態を判断し、対処することができるようになる。その結果、子どもの状態が悪化したときは、すぐに医療職者に判断を委ねずに、経過を見守ることができる
第5段階	[エキスパート] 技能が身体の一部のように身について、ほとんど意識にのぼらなくなる	[達人] 一つひとつの状況を直観的に把握して正確な問題領域に的を絞る	察知可能になる	●子どもの微妙な変化を直観的に感じ取り、状態がいつもと違うときはただちに判断し、対応できる。しかし母親自身も、子どもの状態が察知できる理由は言語化できない ●わが子の解剖学的特徴を熟知し、子どもに応じた独自の方法で排痰を実施できる ●母親はわが子に対する医療的ケアの観察や実施に関しては、看護職者よりも熟達度が高いと自信をもっている

❖1──哲学者ヒューバートと工学研究者スチュアートのドレイファス兄弟は、人工知能の技術を発展させるため、人間がいかに学ぶかを研究し、技術技能の修得段階（ビギナー、中級者、上級者、プロ、エキスパートの5段階）を示すドレイファス・モデルを開発した。

❖2──ベナーの看護論には、初心者（学生）、新人（1年）、一人前（2〜3年）、中堅（3〜5年）、達人（6〜9年）と看護師が成長していくプロセスが示されている。

[表3]在宅療養児の母親が医療的ケア技術を修得するプロセスのカテゴリーの内容と概念

カテゴリー	サブカテゴリー	概念	定義
ケアの根拠への気づき	まねして実施	新生児集中治療室の看護師の指導	子どもが新生児集中治療室入院中に、母親は、看護師より医療的ケアの方法の指導を受ける
		看護師の手技のまね	母親は、病院の看護師が行う医療的ケアの手技をまねすることで修得する
		訪問看護師の行為のまね	母親は、訪問看護師の看護行為を見てまねをすることで医療的ケアを行う
	数値が基準	酸素飽和度の値で判断	母親は、子どもの状態は医療者から教えられた酸素飽和度の数値で判断している
		チューブの目盛が目安	母親は、チューブの目盛を目安にして長さを測り、吸引を行う
		観察ポイントがあいまい	母親は、医療的ケアを始めて間もない頃は、どこが子どもの観察ポイントかわからない
		新生児集中治療室の医療職に相談	子どもの退院後は、母親にとって新生児集中治療室の医療職は頼りになる存在であり、連絡して相談する
		訪問看護師へ判断を頼る	子どもの症状が悪化したときに訪問看護師に受診が必要かどうかの判断をしてもらう
	探索的行動	インターネットで調べて解決	母親は、自分の子どもに関する状態について、自分で問題を解決しようと本やインターネットを使って調べる
		医療職に尋ねて解決	母親は、医療的処置や身体の解剖などで疑問に思ったことは医療職に尋ね、解決する
		症状をメモ化	母親は、子どもの症状や発作の時間などをメモすることで子どもの状態の傾向がわかる
		ケアの理由の納得	母親は、どうして看護行為を行うのかケアの理由がわかるようになり、実施できる

　また、医療的ケアを開始した直後のママは、看護師の手技や行為のまねをしていた。技術修得の初期の段階においてママがまねをするという行為は、ドレイファス・モデルとベナーの看護論ではみられなかった。医療的ケア技術の修得は、在宅での生活が始まる前、子どもがNICUに入院中から、時期をみて開

カテゴリー	サブカテゴリー	概念	定義
分析的思考の取得	観察ポイントの認知	低酸素症状の観察	母親は、子どもの顔色や痰の溜まり具合などの観察が必要なことがわかる
		機嫌を観察	母親は、子どもの状態が悪くなったかどうかを判断するには子どもの機嫌の観察が必要なことがわかる
	重症児の特徴を踏まえた実施	水分補給に注意	母親は、医療的ケアが必要な子どもの症状の特性として脱水症が起こりやすいことを理解して、水分補給に気をつけ、実施できる
		咽頭音で吸引を判断	母親は、咽頭音のゼロゼロいう音や肺を触ってザワザワする感触を確認して吸引する
	状態悪化時の分析的思考	症状出現時の判断可能	母親は、子どもの状態が悪化したときに顔色や表情など複数の症状で判断できる
		悪化時の判断要素の確認	母親は、酸素飽和度が低下したときは肺音や痰の貯留状況を確認して、何が問題として起こっているか判断する
	予測的対処行動	予測して吸入	母親は、子どもの状態が悪くなりそうなときは早めに吸入を行い、対処の行動をとる
		自分で様子を観察	母親は、子どもの状態が悪いときにすぐに医療職に頼るのではなく、自分で様子を見ることができるようになる
察知可能になる	わが子の医療的ケアに熟達	微妙な変化の察知	理由は説明できないが、母親は不思議と子どもの無呼吸や緊張などの微妙な変化がわかる
		わが子の解剖学的特徴の熟知	母親は、子どもの鼻の形などの解剖学的特徴がわかり、医療的ケアが実施できるようになる
		独自の方法で排痰	母親は、子どもの排痰を行うとき、自分なりの工夫をしてできる
		技術の熟達を認識	母親は、医師や看護師よりも自分の子どもの状況をいちばん把握しており、対処できると認識している

始する必要がある。そのため、基礎的な医学的知識がないママは看護師のまねをしていたのである。

　ドレイファス・モデルの第2段階は「中級者は前例との類似性を感じ取ることができる」と、ベナーの看護論では「新人レベル看護師は繰り返し生じる重要な

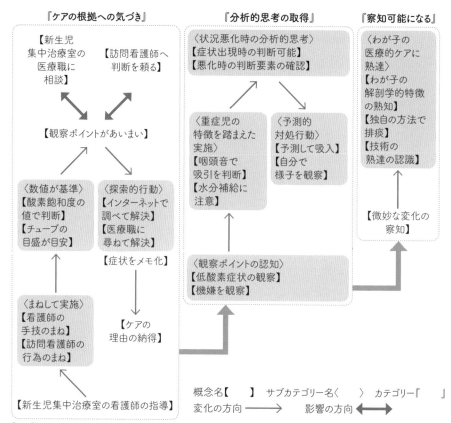

『ケアの根拠への気づき』　　『分析的思考の取得』　　『察知可能になる』

【新生児集中治療室の医療職に相談】

【訪問看護師へ判断を頼る】

【観察ポイントがあいまい】

〈数値が基準〉
【酸素飽和度の値で判断】
【チューブの目盛が目安】

〈探索的行動〉
【インターネットで調べて解決】
【医療職に尋ねて解決】
【症状をメモ化】

〈まねして実施〉
【看護師の手技のまね】
【訪問看護師の行為のまね】

【新生児集中治療室の看護師の指導】

〈ケアの理由の納得〉

〈状況悪化時の分析的思考〉
【症状出現時の判断可能】
【悪化時の判断要素の確認】

〈重症児の特徴を踏まえた実施〉
【咽頭音で吸引を判断】
【水分補給に注意】

〈予測的対処行動〉
【予測して吸入】
【自分で様子を観察】

〈観察ポイントの認知〉
【低酸素症状の観察】
【機嫌を観察】

〈わが子の医療的ケアに熟達〉
【わが子の解剖学的特徴の熟知】
【独自の方法で排痰】
【技術の熟達の認識】

【微妙な変化の察知】

概念名【　　】　サブカテゴリー名〈　　〉　カテゴリー『　　　』
変化の方向 ⟶　　　影響の方向 ⟷

[図2]医療的ケア児の母親が医療的ケア技術を修得していくプロセス

状況要素に気づく」と記述されている。これは、ママが何回か経験した子どもの症状に疑問や興味をもっていたことに似ている。ママは子どもの症状の傾向をつかむためにメモを取り、傾向を把握していた。それから疑問点を調べ、専門家に尋ねていた。

■■■ 2　『分析的思考の取得』の段階

　『分析的思考の取得』の段階は、ドレイファス・モデルとベナーの看護論の第3段階と第4段階に似ていると考える。ドレイファス・モデルの第3段階では「上級者は状況を構成する要素の相互作用がわかり、それに応じて結論を引き出し、

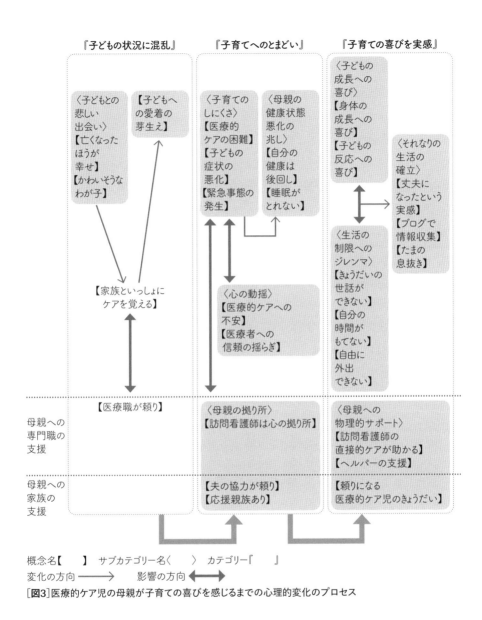

[図3]医療的ケア児の母親が子育ての喜びを感じるまでの心理的変化のプロセス

予測することができる」とあり、ベナーの看護論では「一人前レベルでは、現在の状況や予測される将来の状況の重要性がわかる」と記述されている。ママは子どもの観察ポイントに気がつくことができ、症状が出現した際の判断が可能と

なる、といった分析的思考を行っていた。

　ドレイファス・モデルの第4段階では「プロは、過去に経験したのと似たような計画が浮かび、過去の経験に照らし合わせて予測が立てられる」とあり、ベナーの看護論では「中堅レベルの看護師は経験に基づいた全体像を把握する力があり、通常予測される経過をとらない異常の発生を看取できる」と記述されている。これは、ママが子どもの状態を複数のポイントから観察し、状態の悪化前に症状を察知して、前もって予測し対処していたことに似ている。

■■■■ 3　『察知可能になる』の段階

　『察知可能になる』の段階は、ドレイファス・モデルとベナーの看護論の第5段階に似ていると考える。ドレイファス・モデルでは「エキスパートの段階では、技能が身体の一部のように身についてほとんど意識にのぼらなくなる」とあり、ベナーの看護論では「達人看護師は、一つひとつの状況を直観的に把握して正確な問題領域に的を絞る」と記述されている。これは、ママはその理由を言葉で説明することはできないが、子どもの微妙な変化を察知していたことや、子どもの解剖学的特徴を熟知し、ママ独自の方法で排痰していたことに当てはまる。

　以下では、『ケアの根拠への気づき』『分析的思考の取得』『察知可能になる』の3つの段階の詳細について述べる。

2　ケアの根拠に気づくまで

■■■■ 1　看護師の手技のまねをする

　ママは、NICUで看護師の医療的ケア技術の方法をまねして実施していた。佐藤は、まねは知識や技術を伝達するという模倣的様式であり、模倣は学びには決定的に重要である[3]、と述べている。ドレイファス・モデルやベナーの看護論は、専門職の技術修得モデルであり、模倣に関しては触れていない。

　しかし本書に登場するママは、NICUの入院中から看護師のまねをしていた。

看護師は大学などの看護師養成機関で看護学の教育を受け、身体の解剖生理や看護技術を理論的に学ぶ。しかし、医療的ケア児のママは、NICUでケア技術の指導は受けるが、系統的な医学的・看護的知識を理論的に学習していない。したがって、「子どもの医療的ケアを家に帰るまでにできるようにならないと」という切迫した状況から、看護師の技術を見よう見まねで行っていたと考える。ママによる看護師の技術のまねは、医学の知識がないママが医療的ケア技術を学ぶ手段として、必要に迫られた方法であった。

■■■■ 2　数値を基準に判断する

　ママは子どもの状態を、医療者に教えられた酸素飽和度の数値で判断していた。ベナーの看護論には、看護師の初心者は、体温、血圧などの客観的で測定可能な患者の状態を表す指標で状況を知る[2]、と記述されている。本書でも同様に、ママは根拠を理解せず、客観的な数値だけを基準に子どもの状態を判断していた。

　しかし、ママは数値を基準にするだけでは、子どもの状態が緊急を要するものであるか否かを判断することはできなかった。そのため、子どもの状態が悪化したときは、NICUの看護師や訪問看護師に、受診が必要かどうかの判断を頼っていた。

　本書に登場するママは、ドレイファス・モデルのビギナーとは異なり、酸素飽和度の数値を読み取り、基準値であるか異常値であるかを判断することはできるが、子どもの状態が緊急を要する病状であるか、そうでないかを判断することはできなかった。

　一方、ベナーの看護論では、初心者看護師の場合は、職場で業務を行う際、患者の状態に異常が考えられれば先輩の看護師や医師に相談や報告をするため、初心者が1人で判断することはない。子どもの病状に関する判断に対応できる人物が家庭内にいないママにとって、子どもの状態を相談することができる訪問看護師の存在は大きかった。平林[4]は、「在宅移行初期の家族に十分な判断力がない状況では、対応の手がかりは医療者からの指示・指導にあった。これが適切に機能した場合は、家族は判断の基準としていた」と述べている。

■■■■ 3 探索的行動をとる

ママが子どもを家に連れて帰り、自宅でケアを行うようになると、発熱や低酸素症状などの緊急事態が発生した場合、ママは医学的知識がないために子どもの重要な症状に気づかず、重症化させてしまうという経験をしていた。

このような体験を積み重ねる中で、ママは「(子どもの)爪を先生たちが押してて、[中略]家で様子がおかしいときに、先生なんで(そんなことをするのかな)、[中略]そのときにネットで調べて、ああ、なるほどみたいな」(p.28)などの語りにあるように、医師の行動を観察して知識を修得し、緊急事態に陥らないための対応をしていた。ママは、疑問に思った子どもへの検査方法はインターネットで調べて解決し、医師や看護師が行うケア技術をまねしていた。

さらに、ママは子どもの状態に興味をもち、症状やケア方法について継続的にメモを取り、症状が起こる時間や回数を分析することで、子どもの重要な症状に気がついていった。ドレイファスが「中級者の段階に達した者は、前例との類似性を感じ取ることができる」[1]と記述しているように、ママは子どもにたびたび起こる症状に気がつき、観察ポイントを理解するようになっていた。

また、ママは子どもの症状をメモすることで、現在の子どもの状態を振り返り、後日のケアに生かしていた。このように、子どもの状態を記録し、前回との類似点を整理することでママの思考が整理され、子どもの状態やケア方法を分析することができ、以後の判断に役立っていた。

以上の経過により、ママは褥瘡予防や排痰のためにどうして体位変換を行うかなどケアの理由に納得し、知識を増やし、根拠を理解してケア技術を修得していたと考える。

3 分析的思考の取得まで

■■■■ 1 観察ポイントを認知する

ケアの根拠に気づいたママは、子どもの症状判断に必要な観察ポイントを少しずつ増やしていった。ドレイファスは、上級者レベルでは、状況を構成する要

素の相互関係がわかれば、判断を下し、結果を予測することができる[1]、と記述している。本書に登場するママは、子どもの低酸素症状や機嫌を見て、その状態を判断していた。ママは呼吸音や胸の上がりなどが低酸素症状の観察ポイントであること、子どもの機嫌の悪さが症状悪化時の観察ポイントであることを理解するようになっていた。

■■■■ 2　わが子の解剖学的特徴を踏まえてケアを実施する

　ママは、一定の時間ごとに吸引を行うのではなく、ゴロゴロと聞こえる咽頭音を聞いて吸引の必要性を判断していた。脱水症になりやすい子どもの身体的特徴を理解し、痰の吸引が困難になることを避けるために、早めに水分補給を行い、緊急事態が起こらないようにしていた。つまり、ママは基準の数値に頼らず、子どもの観察ポイントを確認しながら、自分なりの判断をして取り組んでいたと考える。今までは子どもの状態変化に動揺し、数値に右往左往していたが、自分が中心となり子どもの状態にかかわれるようになっていた。このようなママの観察や判断は、医学的な基礎知識に基づいて、系統的にアセスメントを行う看護師の観察方法とは、根本的に違いがあると考える。

■■■■ 3　症状出現時に自分で判断できる

　ママは、子どもの症状が悪化したときは、顔色や唇色、むくみ、発熱などを判断基準としていた。基準の数値に頼らず、子どもの観察ポイントが理解できたママは、子どもの症状悪化を経験し、悪化したときの判断の基準が自分の中で確立していったと考える。ママはこれまでに修得した断片的な知識や経験がつながり、総合的に子どもの状態を判断できるようになっていた。また、ママは酸素飽和度の値が低下した際は、子どもの状態が悪化したと考えられる要因を一つひとつ確認して判断していた。以前は、酸素飽和度の数値のみが判断基準であったが、この段階ではいくつかの判断の指標のうちの1つになっていた。

　ドレイファスは、「プロの段階では自分のやるべきことを直観的に整理し、経験からみて重要と思える要素を見比べ、規則に従って組み合わせて対処する最善の方法を選ぶ」[1]と記述している。ママは子どもが悪化した状態を様々な

子どもの症状と組み合わせて、関連づけて判断し、最善の方法を選んで対処していた。

つまり、「調子がいい、悪いとかっていうのは、悪いと（子どもが）動かなくなりますので、ぐったりしている」(p.31)などの語りに示されるように、ママは分析的思考を行うことが可能となっていた。しかし、看護師のように系統的な医学的知識がないため、「顔の色とか本当にチアノーゼとか出たらわかりますけど、後の判断とか難しいので器械に頼る状況です」(p.33)などのように、子どもの状態の程度によっては、判断が難しい事例もみられた。

■■■ 4 子どもの症状悪化を予測し、対処行動をとる

分析的思考を身につけたママは、子どもの症状の悪化が予測される場合は、吸入などの処置を事前に行い、症状の悪化を避けようとしていた。この段階では、ママは医療職にすぐには頼らず、自分で様子を観察し、判断するという自律した行動ができるまでになっていた。子どもの症状に対して、主体的にかかわれるようになった結果、すぐに医療職者に判断を頼らずに、経過を見守ることができていた。

ママが子どもの様子を観察し、状況に応じて自分で判断し、予測して行動するという経験を積み重ねることで、ドレイファス・モデルやベナーの看護論の第5段階にみられるように、直観的に子どもの状態をとらえることができるようになったと考える。

4 察知可能になる

■■■ 1 子どもの微妙な変化がわかる

ベナーの看護論では、達人レベルでは分析的な原則には頼らず、状況を直観的に把握して正確な問題領域に的を絞る[2]、としている。ママは子どもの微妙な変化を直観的に感じ取り、状態がいつもと違うときは、ただちに判断し対応していた。ママ自身にも、子どもの状態が察知できる理由を説明することは

　II…ママたちの医療的ケア技術の修得プロセスを読み解く

できなかった。しかし、子どもの病気に関する知識を修得し、観察ポイントやパターンの情報から分析的に思考し、予測的に対処する経験を積み重ねた結果、子どもに対する洞察力がはたらくようになったと考える。

「緊張とかそういうのでもわかるし、なんなんやろう、不思議とすごく微妙な変化でもわかります」(p.36)などのように、ママの洞察力は、子どもと過ごしてきた時間の経過とともに、失敗を含む経験の蓄積に関連していると考える。生活リズムが安定し、日々の生活を重ねていくうちに子どもの特徴を理解し、ママ自身もわからないと表現しているが、子どもの微妙な変化を感じ取ることができるようになったのではないだろうか。

一方、専門職である看護師の場合は、医学的知識と臨床経験から、状況全体の深い理解に基づいて直観的に把握して行動する。したがって、知識と臨床経験に裏づけられた看護師の直観と、今までの経験と子どもとの相互作用の影響が考えられるママの直観とは異なると考える。

ママの場合は、対象者の語りから、約1～2年の比較的短い期間で直観がはたらくようになっていた。看護師の場合は、約2～3年で第3段階の一人前レベルであることが述べられている。ママはわが子1人が対象者であることと、子どもと24時間生活している親子関係の親密さに関係して、短期間で直観がはたらくようになっていると考えられる。

▰▰▰ 2　わが子の医療的ケアに熟達する

「(吸引カテーテルを挿入するときに)突き当たりあたったなというのがわかるんで、これ以上行けんなというのが感覚的にわかって」(p.36)などの語りに示されるように、ママはわが子の解剖学的特徴について経験を重ねるうちに熟知し、子どもに応じた独自の方法で排痰を実施していた。ママはわが子に対する医療的ケアの観察や実施に関しては、医師や看護職者よりも子どものことをよくわかっていると自信をもっていた。

両親は医療的ケアのトレーニングを受けているため、専門家より熟練したケア提供者であり、専門家に求められているのは、緊急時の判断や実際的サポートである[5]、という報告がある。専門的な知識はあるが、多くの対象者に訪問

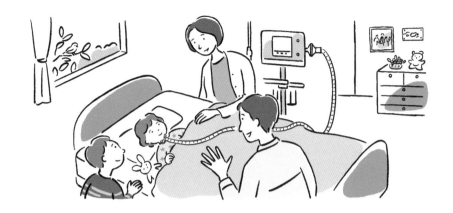

時のみ接する看護師に対して、ママは24時間子どもを観察し世話を行うため、わが子の身体的特徴や病状に熟知し、対処方法を獲得していたと考える。「本人は、私たちがすれば全然嫌がったりしない。看護師さんにやってもらうより自分で代わりますと言って、［中略］やってみると、自分がいちばん」(p.38)などのように、ママは子どものケアに自信をもっていた。医療的ケア児のママの場合は、自分の子どもに特有の技術を修得し、実施していた。

　しかし、一方で一部のママは、子どもの状態が悪化したときに備えて、思考したうえで行動をとるということはなく、常に訪問看護師を頼っていた。また、子どもの低酸素症状の観察については酸素飽和度に頼り、この段階まで進むことはできていなかった。医療的ケアが必要な子どもの両親の看護能力は、子どもの重症度、訪問看護師の緊急訪問回数、両親の自己効力感とコーピングに関連している[6]、と述べられている。したがって、ママの状況や理解度によって、状況が異なることが予測され、状況によって援助方法を変えていくことが必要である。

5 看護師の支援についての提案

　本書に登場するママは、医療的ケア児を在宅に迎えた初期の頃は、看護師のまねをし、客観的な数値を基準に子どもの状態を判断していた。やがて自分

で疑問点を調べるうちに子どもの観察ポイントを理解し、分析的思考ができるようになっていた。そして最終的には子どもの状態を熟知し、異常を察知していた。

　以上の結果を踏まえて、医療的ケア児のママに行う看護介入の提案を以下に示す。

■■■■ 1　『ケアの根拠への気づき』の段階

　『ケアの根拠への気づき』の段階では、看護師は子どもの解剖生理に応じた吸引カテーテルの挿入の手技や、酸素飽和度の下限値と観察方法等についてわかりやすく伝え、技術実施のモデルを示すことが必要である。

　また看護師には、ママが医療的ケア技術の根拠を理解していないことを承知し、客観的に得られる数値と子どもの反応や状態がつながるように文献や資料の紹介をすることが求められる。そして将来的には、ママが主体的に医療的ケアを実施できるようになるために、疑問に思うことなどを自分で調べられるように支援することが必要と考える。

■■■■ 2　『分析的思考の取得』の段階

　『分析的思考の取得』の段階のママには、酸素飽和度の低下の要因が肺の換気の問題か、または気道の閉塞の問題かなど、考えられる要因の情報を提供し、緊急時の判断力の向上を目指した支援を行うことが必要である。

　分析的思考の取得ができないママには、この段階に到達できるように、まずは子どもの症状に興味をもつように働きかけ、資料や文献を提示し、ケアの根拠が理解できるように支援を行うことが必要と考える。

■■■■ 3　『察知可能になる』の段階

　『察知可能になる』の段階になったママは、自分の子どもに関しては熟練したケア提供者である。看護師は緊急時の判断や日常のケアの支援を行うことが必要である。

6 ママたちの医療的ケア技術の修得プロセスのまとめ

　本書では、医療的ケアが必要な在宅療養児を養育するママが、ケア技術を修得するプロセスを明らかにすることを目的とした質的研究を行った。研究方法は質的帰納法的研究法である修正版グランデッド・セオリー・アプローチを用いた。対象者は、訪問看護サービスを利用している医療的ケアが必要な5歳以下の子どもの母親15人であった。また、分析対象者は12人であった。

　在宅療養児のママが、医療的ケア技術を修得するプロセスでは、『ケアの根拠への気づき』『分析的思考の取得』『察知可能になる』の3つのカテゴリーが抽出された。このカテゴリーについて、技能修得モデルのドレイファス・モデル等と比較をした（p.57［**表2**］）。

■■■■ 1　『ケアの根拠への気づき』の段階

　『ケアの根拠への気づき』の段階では、ママは看護師の医療的ケア技術のまねをしていた。これは、先行研究における技術修得について検討したドレイファス・モデル等にはみられなかった。しかし、技術修得の段階としては重要であると考える。

　ドレイファス・モデルとベナーの看護論では、第1段階では、検査値などの規則に従った判断を行う。しかし、本書に登場するママは酸素飽和度の数値に振り回され、数値だけでは子どもの状態を判断できないという状況であった。子どもの状態が悪化したときは、訪問看護師に、受診が必要かどうかの判断を頼っていた。ドレイファス・モデルのビギナーとは異なり、ママ単独では規則に従い処理することが難しかった。

　医療的ケア児のママの場合は、『ケアの根拠への気づき』の段階では、医療的ケアや子どもの症状の判断への難しさ、生活の困難さやママの心身への負担という生活の状況がみられる。それを解決するためには、訪問看護師や家族の支援が重要である。

　医療的ケア技術の修得に関しては、ママは訪問看護師や家族の支援を受

けながらケア技術を修得していた。専門的な医学的教育を受けていない中で、子どもの医療的ケアの実施に責任をもつという点が、ドレイファス・モデル等とは異なり、ママのケア技術修得に特徴的な内容と考える。ママは、その後、自分の知識では想定できない様々な状況を体験している。そのようなときには疑問に思うことをインターネットで調べたり、医師や訪問看護師に質問して解決していた。このように、積極的な解決方法を実施することで、ケアの根拠に気がついていったと思われる。

この時期のママはショック、否認、悲しみと怒りの段階[7]であり、子どもの障害を受け入れることができていないと思われる。ママはNICUで、吸引や経管栄養の指導を夫や祖父母といっしょに受けることが心の支えであった[8]と考える。まだ、子どもとの相互作用が確立されておらず、また身体的状況も把握できていないことから、この時期は子どもと知り合うこと、学習、身体の回復という特徴があり、子どもや子どもの反応を知ろうとする時期である[9]。医療的ケア児は看護に時間がかかり、ママとの相互作用が難しいが、ママは子どもの世話を行うこと[8]で徐々に愛着を感じることができるようになる。また、退院早期に面識のあるNICUの医師や看護師に相談することはママが安心できる手段であり、24時間いつでも相談できる機能が必要である[10]。医療職は情緒的サポートを行うことも必要であるが、医療的ケアを確実に行うことのできる支援が必要であった[8]。

■■■■ 2 『分析的思考の取得』の段階

『分析的思考の取得』の段階では、ママは子どもの唇の色や機嫌などの観察ポイントを理解していた。ママは、子どもの機嫌や前にも経験した症状を判断の材料として、自分で子どもの様子を観察できるようになっていた。『ケアの根拠への気づき』の段階で、訪問看護師に指導を受けたり、自ら積極的な行動を行ったことで、判断の際に必要な材料を蓄積していったと考える。知識や判断力の蓄積には、訪問看護師の支援が大きく影響していた。

ママは、脱水症になりやすいため、常に水分補給に注意しなければならない医療的ケア児に特徴的な症状の観察や処置ができていた。これは、ドレイ

ファス・モデル等と同様に、これまでの知識と経験から状況を理解することができるようになり、それに基づいて、行動を起こすことができるようになったと考える。これらの経験からの知識を組み合わせて、優先順位を判断し、症状のアセスメントをしていた。この時点になると、ママは子どもが脱水症にならないように、悪化の兆しを察知して予防をしていた。また、子どもの症状が悪化したときは、これまでの経験から問題と考えられる観察ポイントを考え、該当しないものを打ち消していくという行動をしていた。ドレイファス・モデル等のように、自分のやるべきことを直観的に整理していたが、判断は分析的に行っていた。

　また、ママは子どもの症状の悪化の前兆を理解していた。痰や鼻汁から、状態の悪化を予測し、吸入などの対処を行っていた。ドレイファス・モデルでは、状況を整理して計画を立て、その計画に照らして最も重要な要素だけを選び、効果を高めることができる、と述べられている。また、ママは、熱などの異常があるときは、訪問看護師を頼らず、症状をアセスメントし、対処方法を判断していた。つまり、ドレイファス・モデルで述べられているように、過去に成功したのと同じような計画が浮かび、過去の多様な経験に照らし合わせて予測を立てていた。前もって対処行動をとり、訪問看護師をすぐには頼らず、自律して対処できていることが、ママにみられる変化だと思われる。

　この時期のママは昼夜を問わず子どもの世話を行わなければならない。そのため自分自身の健康管理を行いにくく、64.3％のママが全般的な健康状態は不良と感じており、平均睡眠時間は約5.8時間である[11]。ママは子ども中心の生活であることから、自分の健康に対する気遣いが行いにくい状況であり、健康管理が課題[8]と考える。

　また、配偶者のサポートが家族のwell-beingやママの養育負担感に影響する[12]という報告がある。パパは仕事で多忙であるが、ママのサポートを行う必要があり、それはママの精神状態、身体状態に影響していた。加えて、祖父母の支えも大切であり、頼りになる存在であった。また、訪問看護を利用することにより、子どもの症状が悪化した際の判断を頼り、ママの拠り所となっていた。

▬▬▬ 3 『察知可能になる』の段階

　『察知可能になる』の段階のママは、子どもの解剖学的特徴をよく理解し、微妙な変化を直観的に感じ取り、熟練した医療的ケアを実施していた。ドレイファス・モデルでは、経験に裏打ちされた円熟した理解力に基づいて、何をすべきかが判断できるようになる、と述べられている。また、技能が身体の一部のように身について、ほとんど意識にのぼらなくなる、と記述されている。

　医療的ケア児のママの場合は、自分の子どものみに当てはまる直観やケア技術を修得していた。ママは、子どもの異常の際には何かがおかしいと感じる直観がはたらいていた。子どもの状態が察知できる理由を説明することはできなかったが、子どもの疾患に対する知識を修得し、観察ポイントやパターンの情報から分析的に思考していた。予測的に対処する経験を積み重ねた結果、子どもに対する洞察力がはたらくようになったと考える。

　ママはわが子の解剖学的特徴を熟知しており、カテーテルをどのくらい挿入すれば、気管分岐部[*3]に到達するのかを経験上で熟知していた。また、痰の貯留の程度や部位がわかり、痰の性状によって吸引方法を変えていた。このような状況から、ママはわが子の医療的ケアに熟達していると認識するようになっていた。

　重症児はコミュニケーションが難しく、意思の確認がとりにくいため、子どもの身体的発達と反応が子どもに愛着を感じる重要なポイントであると考える。この時期には、ママは子どもへの慈しみや成長の喜びを表現し、母親役割の達成をしていた[8]。

　しかし、ママは子どもの看護を実施することで、必然的に時間の拘束が生じて、地域活動への参加、家族団らん、レクリエーションの活動等の制限[13]が起こる可能性がある。ママは、夫や祖父母、専門職の物理的サポートで息抜きをし、日常生活のやり繰りや気分転換ができていた。看護師やヘルパーは医療処置の代行やママの外出時の留守番などの物理的サポートを行うことが求められていた。また、ママはきょうだい児の世話ができない状況を申し訳なく感じていたが、きょうだい児は療養児をきょうだいとして慈しんでいた。ママのサ

❖3──気管が左右の主気管支に分かれる部分。

ポーターとしてきょうだい児の存在も重要と考える[8]。

　ママはインターネットのブログで同じ状況にあるママより情報を得ていた。わが子の成長発達の過程が一般的な基準と比較しにくいことからくる心配と、それを共有できる身近な存在を求めている[10]。これはピアサポートであり、外出が困難なママは同じ状況にある仲間と在宅で可能な交流をし、精神的な支えとしていたと考える[8]。

〈引用文献〉

1）Dreyfus, H.L., Dreyfus, S.E. (1986). Mind Over Machine : The Power of Human Institution and Expertise in the Era of the Computer.
ヒューバート・L・ドレイファス, スチュアート・E・ドレイファス. 椋田直子（訳）. (1987). 純粋人工知能批判―コンピュータは思考を獲得できるか（pp.37-85）. 東京：アスキー出版局.

2）Benner, P. (1984). From Novice to Expert : Excellence and Power in Clinical Nursing Practice.
パトリシア・ベナー. 井部俊子（監訳）. (2005). ベナー看護論 新訳版―初心者から達人へ（p.11-32）. 東京：医学書院.

3）佐藤学. (2010). 教育の方法（pp.44-55）. 東京：左右社.

4）平林優子. (2007). 在宅療養を行う子どもの家族の生活の落ち着きまでの過程. 日本小児看護学会誌, 16(2), 41-48.

5）Kirk, S., Glendinning, C. (2002). Supporting 'expert' parents: professional support and families caring for a child with complex health care needs in the community. International Journal of Nursing Studies, 39 (6), 625-635.

6）Kieckhefer, G.M., Churchill, S.S., Trahms, C.M., et al. (2009). Measuring parent-child shared management of chronic illness. Pediatric Nursing, 35 (2), 101-109.

7）Klaus, M.H., Kennel, J.H., Klaus, P.H. (1995). Bonding : Building the Foundations of Secure Attachment and Independence.
マーシャル H. クラウス, ジョン H. ケネル, フリス H. クラウス. 竹内徹（訳）. (2001). 親と子のきずなはどうつくられるか（pp.209-233）. 東京：医学書院.

8）草野淳子. (2017). 在宅療養児の母親が子育ての喜びを感じるまでのプロセス. 母性衛生, 57(4), 718-725.

9）ラモナ T. マーサー. 新道幸恵（訳）. 母親役割移行過程理論. 筒井真由美（編）. (2015). 看護理論家の業績と理論評価（pp.29-342）. 東京：医学書院.

10）中澤貴代. (2008). NICU退院児の継続看護に対するニーズの検討―政令指定都市A市に在住する母親へのインタビューより. 日本新生児看護学会誌, 14(2), 15-23.

11）長谷美智子. (2010). 重症心身障害児と家族の在宅生活維持における母親の認知モデルの構築. 日本重症心身障害学会誌, 35(3), 371-376.

12）中川薫, 根津敦夫, 宍倉啓子. (2009). 在宅重症心身障害児の母親が直面する生活困難の構造と関連要因. 社会福祉学, 50(2), 18-30.

13）内正子, 村田惠子, 小野智美, 他. (2003). 医療的ケアを必要とする在宅療養児の家族の困難と援助期待. 日本小児看護学会誌, 12(1), 50-56.

Voice ❺
"子どもと家族の当たり前"を実現する

長濱 明日香（社会医療法人関愛会 坂ノ市病院小児科 医師）

　在宅人工呼吸器が必要なAくんが自宅に退院し1か月が経った頃のエピソードをお話しします。

　お家での生活も少しずつ慣れてきたので、日中お子さんをお預かりする福祉サービス（医療型特定短期入所）を初めて利用してみることになりました。Aくんにとっては病院を退院後、初めてのお出かけでした。退院して初めて車に乗ってお出かけし、初めてベッドではなく床に寝転んで過ごす体験をしました。

　この体験後の訪問診療で、ママが言いました。「お天気のいい日は散歩に出かけていいですか？ もっとお外に連れて行ってあげたい。」「ベッドじゃなくて床で過ごすこともできるんですね。お姉ちゃんといっしょに床でゴロゴロさせてあげたい。」私はもちろん、「いいですよ！」とお返事しました。これまでAくんの体調に関する内容が多かった訪問診療での会話に、"これがしたい、あれがしてみたい"とママとAくんの希望が出てきたのです。

　その後の訪問診療でのママの言葉です。「この間Aくんとパパといっしょに近所をお散歩しました！ 家では目を閉じていることが多いけど、たくさん目を開けて、すごくAくんの反応がよかったです。」「Aくんを預かってもらっている間、久しぶりにゆっ

くりで、寝ようと思ったけど、思わず1人でお出かけしちゃいました！」Aくんとご家族の日常、介護者であるママの日常の世界が少しずつ拡がっていくのを感じました。

　わが子に"医療的ケアが必要である"こと。そのためにママやご家族が「これは無理なんだ」「こうしないとしょうがない」といろいろなことをあきらめたり、制限してしまう……在宅医として子どもと家族にかかわっていると、そんな場面に遭遇することがしばしばあります。家族で遊びに行きたい、子どもを地元の幼稚園に通わせたい、仕事を続けたい、兄弟のクラブ活動や学校行事に時間を気にせず参加したい……。

　令和3年9月に「医療的ケア児及びその家族に対する支援に関する法律（医療的ケア児支援法）」が施行されました。これにより今後少しずつ、医療的ケア児と家族があきらめることなく、暮らしやすい社会になっていくことを期待しています。

　最後に。リスタートを切り、お家での生活が始まったAくんとご家族。私自身、在宅医としてAくんの健康サポートを行いながら、Aくんとご家族の"これがしたい、あれがしてみたい"を、そのご家庭にとっての当たり前の日常の実現を、そっとお手伝いしていきたい、そう考えています。

Voice ❻

当たり前のことをする相談支援専門員は
ケア児と家族にとって大切な存在!

青山 昌憲(社会福祉法人農協共済 別府リハビリテーションセンター／
　　　　　大分県障害者相談支援事業推進協議会 相談支援専門員)

　相談支援専門員は、チームアプローチや適切な社会資源につなげる支援を日常的に実践しています。

　医療的ケア児(以下、「医ケア児」)を支援する相談支援専門員として普段から気をつけていることは、インテーク(出会い)の場面で「不安に寄り添いながらも、相談支援専門員の機能・役割をきちんと伝えること」です。障害福祉サービスの利用を希望する障害のある方(以下、「障害者」)は、インテーク時に障害者やその家族に相談支援専門員の機能・役割を説明すると、一定の理解が得られることが多いです。その理由として、障害者とその家族は、相談する段階で自身の生活課題をある程度把握した段階で面接に臨んでいるからだといえます。一方、医ケア児とその家族の多くは、新生児集中治療室(NICU)を含めた医療機関や訪問看護師から相談支援専門員に介入依頼があることが多いため、医ケア児やその家族自身が生活課題をイメージできていないまま面接に臨んでしまう傾向にあります。そのため、インテーク時には医ケア児とその家族の不安に寄り添いながら、相談支援専門員の機能・役割を伝える努力をしています。

　さらに、医ケア児とその家族支援で相談支援専門員として工夫していることは、「情報をわかりやすく提供できるよう最善を尽くす」ことです。医ケア児やその家族

は初めて耳にする支援者や社会資源に対し、「そんなサービスが受けられるのなら、支援することができるかも」と好意的な印象をもつよりも、「このサービスだけで、本当に支援できるの?」といった懐疑的な印象をもつことが多いのではないでしょうか。相談支援専門員が日常的に支援している障害者やその家族には、情報提供するだけで支援につながる場合があります。しかし、医ケア児とその家族には単なる情報提供だけでなく、①医ケア児に応じて必要な支援の優先順位をつけること、②医ケア児のライフステージに応じて必要になってくるもの・ことをていねいに説明するように工夫しています。場合によってはサービスの申請先に同行し、担当者の説明を要約してあげるなどの実践もしています。

　最後に、私がある医ケア児支援の実践の中で、母親から言われた言葉がとても印象に残ったので紹介したいと思います。
　「誰も褒めてはくれませんでした。でもあなたは『お母さん、きちんとやっていますよ』と言ってくれました。私はその言葉が何よりもうれしかったです。」
　私はそのとき感じました。医ケア児とその家族にとっての相談支援専門員のあるべき姿とは、特別な支援をすることではなく、当たり前の言葉をかけてあげる存在なのだと。

❖社会福祉法人農協共済 別府リハビリテーションセンター
https://brc.or.jp/

Appendix [付記]

本章には本書の元となった博士論文の研究方法に関する概略および関連論文の要約を収載しました。
博士論文全体および関連論文の詳細についてはp.126をご参照ください。

I 研究方法の概略

■■■ 1 研究方法の選択

　本書では木下が提唱した修正版グランデッド・セオリー・アプローチ（以下、M-GTA）を[*1]
用いて質的記述的研究を行った。M-GTAを選んだ理由は、語りを分断せず、分析ワークシートを用い、説明力のある概念を生成するからである。[*2]語りを分断しないことで、語りの中に表現されている文脈を重視することが可能になっている。そのため、M-GTAは、社会の中での人間同士の相互作用や人間行動の説明と予測に優れた理論であり、ヒューマンサービス領域のプロセスの特徴を抽出する研究に適している[1]。

　本書は、医療的ケア児と、医療的ケア技術を修得する母親と家族、訪問看護師との社会的相互作用を扱う。母親の語りを意味のある文脈としてとらえ、看護の視点から、母親のケア技術修得のプロセスにおいて思考過程が熟達していくことの意味を解釈する。語りを分断する（カテゴリーに分ける）ことにより、母親の状況や行動の前後関係を理解することが困難になるため、本研究ではM-GTAを研究方法とした。

■■■ 2 研究協力者のリクルート方法

　対象者はA県とB県の訪問看護サービスを利用している医療的ケア児を養育する母親15人とした。また、医療的ケア技術の修得プロセスに記憶が新しい5歳以下の児を養育する母親とした。

　A県内の小児の訪問看護を実施している4つの訪問看護ステーションの管理者に研究の協力を得て、医療的ケア児の母親でインタビューの調査協力が得られる方を紹介していただいた。その結果、13人の母親から研究の協力の承諾を得た。A県内の13人の母親のインタビューが終了した後、さらにB県で1つの訪問看護ステーションの管理者の協力を得ることができ、医療的ケア児の母親2人に研究の承諾を得た。

　医療的ケア児の平均年齢は3歳、母親の平均年齢は30代であった。子どもの疾患は脳性麻痺などであった。医療的ケアは、人工呼吸器や吸引、経鼻経管栄養、胃瘻などであった。

■■■■■ 3　研究の進め方

　本研究では、人間行動の説明と予測に優れ、社会的相互作用に関係したプロセス性を抽出する理論であるM-GTAを用いた。医療的ケア児の母親は身体的・心理的に困難な状況にあったが、家族や訪問看護師の支援によって、医療的ケア技術を修得していた。そのため、母親が家族や訪問看護師の影響を受けながら、ケア技術を獲得するプロセスを明らかにする必要があると考えた。これらの内容を考慮し、母子の1日の生活の様子、医療的ケアの内容、身体状況と医療的ケアの理解、子どもの体調の判断の基準、ケア技術を修得するまでのプロセス、技術修得の実感と手ごたえ、母子関係の変化、子どもの成長とやりがいの実感、困難感、看護師の役割、家族の支援など13項目からなるインタビューガイド[**図4**]を作成した。

　インタビューの前に、訪問看護師と共に対象者の家を訪問し、母親と子どもに初対面のご挨拶をさせていただいた。訪問した家の子どもの人工呼吸器や吸引器などベッド周りの様子や、子どもと母親の様子などをメモし、帰宅後に観察記録としてまとめた。観察記録は逐語録[*3]を分析する際の参考にした。

　インタビューは、母親の都合がよい日に自宅を訪問し、子どもが同席する状況で行った。インタビューガイドに沿って、1名につき1回の半構成的面接を行った。インタビュー内

❖1──修正版グランデッド・セオリー・アプローチ（M-GTA）は質的研究方法の1つとして広く知られているグランデッド・セオリー・アプローチに木下が修正を加えたものである。現在、グランデッド・セオリー・アプローチは、オリジナルのGlaser版、Strauss版、Strauss/Cobin版、木下版の4つに分化している。木下はStrauss版を基準に、M-GTAとして独自の解釈を加えている。
　本研究では木下が提唱したM-GTAを用いた。M-GTAの特徴は、データを切片化せず、分析ワークシートを用い、説明力のある概念を生成することである。データを切片化しないことで、データの中に表現されている文脈を重視することが可能になっている。M-GTAの理論特性として、①グランデッド・セオリー・アプローチの特性を満たす、②データの切片化をしない、③データの範囲、分析テーマの設定、理論的飽和化の判断において方法論的限定を行うことで分析過程を制御する、④分析ワークシートを作成して分析を進める、⑤研究する人間の視点を重視する、⑥面接的調査に有効に活用できる、⑦解釈の多重的同時進行性を特徴とする、があげられる。つまり、概念を生成するときに類似例や対極例を検討するだけでなく、概念と関係するであろう未生成の他の概念も検討することができ、解釈の可能性を広げることができる。M-GTAは、社会的相互作用に関係し、人間行動の説明と予測に優れた理論であり、ヒューマンサービス領域のプロセス的特性を抽出する研究に適している[1]。
❖2──M-GTAの分析方法で、逐語録のデータから得られるデータを解釈した結果を「概念」という。分析の最小単位である[1]。
❖3──インタビュー内容を録音し、録音内容を一字一句、発言の内容を変えずに文章に書き取ること。

1. 現在の1日の生活の様子をお聞かせください。
2. 24時間の中で医療的ケアはどのようなことがありますか。
3. その技術はどこでどのようにして修得しましたか。そのプロセスをお話しください。
4. 子どもさんの身体の状況と医療的ケアの関係はいつ頃からどのように理解できましたか。
5. その技術がうまくできたと思うときはいつですか。
6. その技術（吸引など）を行うサインはどのようにしてわかりますか。
7. うまくできたという手応えはどのようにしてわかりますか。
8. 子どもさんが調子よさそうにしているとき、悪そうにしているときはどのように判断しますか。
9. 子どもさんとの関係はNICU退院後から変化しましたか。
10. 子どもさんの成長を感じるとき、やりがいを感じるときはどのようなときですか。
11. 今まで困ったことはありましたか。
12. 訪問看護師はどのような役割を果たしてくれましたか。または判断してもらいましたか。
13. 家族の支援はありましたか。どのようなことを支援してもらいましたか。

[図4]インタビューガイド

容は、母親の許可を得てICレコーダーに録音した。録音の許可が得られなかった母親のインタビュー内容は、許可を得てメモをした。インタビューの際、子どものケア方法など気がついたことは、ノートに記入し、分析に活用した。

■■■■ 4　データの分析方法

　データの分析は質的帰納的研究法であるM-GTAを用いた[1]。M-GTAは分析対象者と分析テーマから解釈を行う。分析の対象者は「在宅で生活する医療的ケアが必要な5歳以下の子どもをもつ母親」とし、分析するテーマは1)「在宅で生活する医療的ケアが必要な子どもの母親が技術を修得するプロセス」、2)「在宅で生活する医療的ケアが必要な子どもの母親が子育ての喜びを感じるまでのプロセス」とした。

　インタビューガイドに沿い、まず3人のインタビューを行い、その中から、子どもの状態の観察や医療的ケアの実施方法について内容が豊富な1事例について分析した。母親が語ったデータはすべて、逐語録に書き起こした。母親が子育てをしながら、医療的ケア技術を獲得するプロセスの過程で、医療的ケアの実施や子どもの観察の場面で重要と思える逐語録の内容に印をつけながら、その意味について考えた。母親はどのようなプロセスを経て、医療的ケア技術を修得しているのか、子育てについての思いがあるのかを考えながら熟読した。

　概念化は分析ワークシート[表4]を用いた。文脈に沿って、分析テーマ1)については、①母親が行う子どもの観察方法と症状の判断方法、②母親が行う医療的ケアの実践

[**表4**]分析ワークシート例

概念名	酸素飽和度の値での判断
定義	母親が、子どもの状態を医療者から教えられた酸素飽和度の数値で判断していること。
バリエーション（具体例）	● 人工呼吸気をつけて、つけてたときに数値が95％以上にならないときは酸素をつけるように言われています。（Dさん） ● わからないからいつも見ているという感じで……1日中アラームが鳴らなかったら酸素上げてとか、下げてとか、……半年ぐらいは振り回されていました。（Bさん）
理論的メモ	● 呼吸状態はパルスオキシメーターの値で判断している。医学的根拠はなく、ある値以下になったら、どうするという医師の判断に従っている。 ● 退院した当初、酸素飽和度の値に振り回され、酸素投与をしなければならないと一喜一憂していた。値に振り回される毎日を送っていた。

方法、③医療職の支援、に着目した。分析テーマ2）については、①母親の気持ちの変化、②子どもとの関係の変化、③医療的ケアの実施状況や子どもの状態の変化、④看護師と家族の支援、に着目し、概念を作成した。分析テーマと着目した内容に沿い、具体例となる文脈を抽出した。母親が医療的ケアについて、何を根拠にどのような考えをもち、行っているのかなどのデータの解釈を理論的メモに記入し、定義と概念名を考えた。

　抽出した概念に沿い2事例目以降についても分析を行い、新しい概念を追加した。概念間の関係性や動きを確認し、分析を進めながらインタビューを行った。概念間の関連性や類似した概念、対極した概念について検討し、統合や分割できる概念の検討を行った。分析には訪問時に観察事項を記入した理論的メモノートを活用した。結果図（p.60-61［**図2、3**］）は分析の途中で理論的メモノートを参考にしながら作成した。

　概念間の関係性は、母親が医療的ケア技術を修得するプロセスに沿い検討し、数度の修正を行った。概念間の関係性やプロセスに疑問が生じた場合は理論的メモノートやデータに戻って、母親が行う医療的ケア技術の修得プロセスや、変化のきっかけとなる出来事に着目し検討した。

■■■■ **5　倫理的配慮**

　本研究は、A大学研究倫理安全委員会の承認を得て行った。対象者にはプライバシーの保護を遵守すること、研究の中止は調査のどの段階でもできること、調査結果は研究以外の目的では使用しないことなどを文書と口頭で説明し、書面による同意を得た。

❖4──分析ワークシートは、概念名、その定義、具体例、理論的メモの4つの欄で構成される。概念ごとに分析ワークシートを作成していく。M-GTAの実際の作業方法である[1]。

■■■ 6 本研究の限界と今後の課題

　本研究の対象者は、医療的ケア技術の修得のプロセスとして、記憶が新しい5歳以下の幼児期の在宅療養児の母親とした。しかし、母親のケア技術の熟達は幼児期以降の母親にも期待される。今後は子どもの年齢を広げて調査を行い、さらに経験を積んだ母親のケア技術の発達について解明していくことが必要である。

　また、ケア技術や判断力を段階的に修得できない母親への対応を検討することも、今後の課題だと考える。

〈引用文献〉
1）……木下康仁．（2003）．グラウンデッド・セオリー・アプローチの実践─質的研究への誘い（pp.23-83）．東京：弘文堂．

Ⅱ ［関連論考1］医療的ケア児を養育する母親の困難と看護師のサポート

■■■ 1 児が新生児集中治療室（NICU）を退院した後の母親の在宅生活の様子

　医療的ケア児は母親を中心とした家族の力で在宅療養生活を行う。新生児集中治療室（以下、NICU）の退院前には、看護師を中心とした医療職が在宅への生活に向けて、調整を行う。医療的ケア児は生命の危機に直結しやすいため、母親は不断の緊張状態におかれ、身体的・精神的な疲弊を感じることが予測される。また、摂食・嚥下障害や生命に直結する呼吸障害を伴うことが多く、適切な対応は欠かせない。母親が児の観察方法や医療的ケアの技術を身につけ、医療職が身近にはいない状態で児を在宅で養育することには困難が予想される。

　ここでは、児がNICUを退院した後の母親が在宅で生活をしていく様子について、先行研究の記述を整理し、記載した。

■■■ 2 母親が感じる医療的ケアへの困難感と心身への負担

　NICUを退院した医療的ケア児を自宅へ連れ帰った母親は、自分が実施しなければならない医療的ケアへのとまどいを感じていた。

　入院中に子どもの急変の現場を目の当たりにしており、家に帰ってからも急変するかもしれないという【急変による生命の危機】を常に感じていた。子どもは呼吸器疾患以外に併発するいくつかの疾患を合併しており、母親は【重複する疾患の恐怖】も抱えていた[1]。

などのように、強い不安を感じていた。また、

　母親達は自分が子どもの生命を守る役割を担わなければならないという【子どもの命を守る重圧感】を感じていた。この重圧感は常に根底には存在していた[1]。

など、母親は児の身体管理と医療的ケアに対する恐怖感と重圧感を語っていた。

　さらに、児に医療的ケアが必要であることに対して葛藤する語りが示された。

> 養育者が、わが子に医療処置が必要なことを理解し、医療処置を受け入れなければ
> ならない大きな壁となる出来事を経験していることを表す。「正直ね、その注入してい
> る子どもっていうものもね、初めて見たんですよ。」といった〈わが子の障がいで初めて
> 医療的ケアと向き合う〉ことや、「気管切開って、取れるんや。ずっと開けっ放しじゃな
> くて抜いたら普通に生活できるんや。」［中略］といった〈医療的ケアに対する誤った思
> い込みの修正〉から構成された[2]。

　このように、母親は家族や児のおかれた状況や今後のなりゆきがわからず、手探りの
状態であった。

　家に児を連れ帰った母親は、児の身体の観察と対処に追われていた。児の体調を把握
する要領がわからず、専門知識をもたない母親は、身体的・心理的な負担を生じていた。

> こういう子は症状が突然で。みるみるうちに痰が詰まっちゃって、吸引してもダメ、それ
> で気切（気管切開）になったんです。夜寝てても、呼吸とか気になって、そのたびに吸
> 引したり体交したりっていう作業をしてあげないといけないから、私も主人も朝まで寝
> れたことがないんですよ。児にゼコゼコされるとほんとに嫌になっちゃって。ストレスが
> たまってノイローゼぽくなって[3]。

という状況であり、夫の協力が不可欠であった。

　その後の生活については、

> 障害告知後の混乱で、周囲から孤立したままスタートした母親の育児生活は、24時
> 間365日、家で児につきっきりの状態であり、世間との交流は閉ざされていた[4]。

など、母親は児の看護のために家の中に閉じこもる生活を送っていた。また、

> 母親が児に行う日常的なケアとして頻回な吸引や昼夜通して行う体位交換などが挙げ
> られ、慢性的な疲労感や身体症状（腰痛等）が語られた[4]。

食事や排泄、入浴など日常的ケアに母親が負担に感じていることが示唆された。全身的なケアに対する介護困難感は強く、児の重症度と医療的処置に対する介護困難感は相関していた[5]。

など、母親の体調不良の様子や、児の重症度による介護負担感が語られた。一方、

育児開始期の母親は完全に塞ぎこみ、児を他人や親族に託すことを頑なに拒絶し、あくまでも育児を自分の力の及ぶ範囲だけにとどまらせようと必死だった[4]。

など、育児を他者に託すことができない様子が示された。

在宅移行期は、NICUから自宅へと連れ帰った児の体調が安定するまで、母親は子どもの状態に一喜一憂し、

無我夢中で子どもの生命を守る生活であった。子どもの多くは身体的調整が困難であったり、家庭環境にまだなじまない状態にもあった[6]。

「生活の落ち着き」については、子どもの生活のリズムができ、ある程度のペースがあるとは感じているものの、「落ち着く」ことはなく、子どもは成長し、常に変化するために新しい生活を常に模索している[6]。

など、医療的ケア児を養育する家庭の先が予測できない長い道のりが示された。

その後、次第に母親が児の障害を受け止める経験が示された。

母親は「児の疾患・障害を受け止め、向き合う」経験について語っていた。この経験は母親が"重症児を育てること"に対する認識を変化させていくプロセスにおいてターニングポイントとなっていた。「こういう子は症状が突然なんです。夜中に痰が詰まっちゃって、吸引で口からとか鼻から取ってもなかなか取れなくて、それで、気切になったんです。いやもう悩まなかった」[4]。

■■■ 3　医療職との関係

退院前に行う看護師による指導を万全にしての準備は、母親にとって安心できるものであった。

退院前に行う試験外泊や長期の外泊に当たる一時退院は、養育者にとって退院とは異なるものであり、守られている環境の中での安心した状態で在宅療養を練習する機会であることを表す[2]。

母親がとまどう医療的ケアについて、看護師との関係は以下のように述べられていた。

様々な形で生じる対処が必要な出来事について、十分な判断力がまだない状況においては、対応の手がかりは医療者からの指示・指導にあった。病院で指示された内容が、家庭への生活としてなじまなかったり、予測できていなかった、現実に対応できなかった内容が示された。「病院でこうやってくださいということは、ことごとくうまくいかなかった。」「病院でいわれた"けいれん"がわからなかった。」「病院の看護師が在宅で使用する物品を知らず、使えないものばかり。」など病院で言われたことを手がかりにしようとした。その手がかりが適切に働いた場合には家族が療養生活に入っていくための道筋となった。［中略］家庭ではすぐに直接家族に子どもの命や身体への直接的な責任がかかってくる[6]。

柔軟な判断力を手に入れていない家族にとっては、医療者からの適切な指導内容は重要な生活の指標であった。しかし病院の指導内容が家族の生活に合わない場合、家族の危機的状況はさらに高まっていた[6]。

など、看護師の医療的ケア児や家庭の状況に合わせた指導は重要であり、家族への責任は重大であった。
　このような中、看護師の指導で母親がよかったと感じている内容は、

「退院時、担当の看護師とつくった一日のスケジュールに従って次の動きを予測して生活した。とても役立った。」「退院前に、できることはなんでもやろうと覚えてきたので、吸引などには不安はなかった。」「周囲がバラバラに教えてくれることをその都度行っていた。」[6]

であった。
　医療的ケア児のケアに慣れた母親は

家族の生活は、生活を安定させるために自ら模索・調整する時期になっていく。自分たちの生活の方法を見極めるため、家族なりの判断の相談という形で支援を活用するようになった。この時期には情報提供や、家族の判断の支持や補助、模索の協力といった支援が必要である[6]。

という状況であり、看護師の支援方法も変化していく。
　一方、看護師の指導が母親に合わなかった場合は、

ほとんどの医療者への不満が「通院断念」や「通院の見直し」に帰結しており、苦労の末に信頼できる医療者と巡り合った母親は、在宅で児を安心してケアすることができるようになっていた[4]。

という状況であった。

実際に家庭で使用する物品を用いての指導が行われていたのは3割にとどまっていた。指導管理料での支給範囲の問題もあり、在宅では病棟と同様の使い捨てはできないこと、患児一人への対応となるため、消毒方法についても病院で一般的に行われている厳重な方法は必要としないことなどから、これまで病院内で行っていた方法よりも簡素化された方法を指導する場合が多い。[中略]訪問看護師が事前に家庭を訪問し、療養環境のアセスメントを行いながら、家族とともに考えていけることが理想的と言える[7]。

など、母親への指導方法の現状と問題点が示されていた。
　このように、NICUを退院して在宅療養を行う医療的ケア児の母親の困難な生活の様子が示されていた。

〈引用文献〉

1）⋯⋯水落裕美, 藤丸千尋, 藤田史恵, 他.（2012）. 気管切開管理を必要とする重症心身障害児を養育する母親が在宅での生活を作り上げていくプロセス. 日本小児看護学会誌, 21（1）, 48-55.

2）⋯⋯馬場恵子, 泊祐子, 古株ひろみ.（2013）. 医療的ケアが必要な子どもをもつ養育者が在宅療養を受け入れるプロセス. 日本小児看護学会誌, 22（1）, 72-79.

3）⋯⋯涌水理恵, 藤岡寛.（2011）. 重症心身障害児を養育する家族の抱える不安とニーズの変化—家族のエンパワープロセスに照らし合わせて. 日本重症心身障害学会誌, 36（1）, 147-155.

4）⋯⋯涌水理恵, 黒木春郎, 五十嵐正紘.（2009）. "重症心身障害児（重症児）を育てること"に対する母親の認識変化のプロセス—在宅で障害児を養育する家族を取り巻く地域システムケアに焦点を当てて. 小児保健研究, 68（3）, 366-373.

5）⋯⋯久野典子, 山口桂子, 森田チヱ子.（2006）. 在宅で重症心身障害児を養育する母親の養育負担感とそれに影響を与える要因. 日本看護研究学会雑誌, 29（5）, 59-69.

6）⋯⋯平林優子.（2007）. 在宅療養を行う子どもの家族の生活の落ち着きまでの過程. 日本小児看護学会誌, 16（2）, 41-48.

7）⋯⋯金泉志保美.（2010）. 医療的ケアの必要な小児の退院に向けての看護支援. 群馬保健学紀要, 30, 29-39.

III ［関連論考2］在宅療養児の父親の心理状態の変化と医療的ケア技術の修得

▰▰▰ 1 父親の状況

　医療的ケア児の主な介護者は92％が母親である。母親は絶え間ないケアによる負担や、わが子独自の体調管理の難しさ、通院の繰り返しや入退院の大変さ、ケアや養育に不安感を感じていた。母親の負担は大きく、いっしょに暮らす父親の支援や理解が重要であるとされている。

　一方、先行研究では、父親は児に障害があることによる悲哀を体験していたが、現実を認識したことによる気持ちの切り替えをし、医療的ケア児と在宅での生活のスタートを切っていた[1]。また、父親自身が困難に向き合い、自分なりの育児の姿勢をつくっていく過程そのものが、父親としての自信や自負につながっており、その後の柔軟な育児の姿勢につながっている[2]。

　そのような父親の多くは出勤前や帰宅後、休日に児のケアを分担し、母親の苦悩を傾聴するなど、母親のサポート役割を担っていた。また、家族全体の代表として、家族のストレス軽減やリフレッシュのために、家族旅行の計画をしたり、サービス提供者や行政との交渉をしていた。そして家族全体の経済や心理を包括的に支える立場にあった[3]。

　一方、医療的ケアが必要な子どもの父親が、医療的ケアの技術を修得するプロセスは、母親と同様に段階的に進んでいくことが明らかになった。先行研究では、技能修得の5段階のDreyfusモデル[4]やBenner（看護師）の技能修得に関する研究[5]がなされている。先行研究[6]では、母親はそれらのプロセスに類似して医療的ケアの技術を修得していた。筆者が行った研究では、父親の医療的ケアの技術の修得は、先行研究や母親の場合と類似したプロセスを経ていた。

　そこで本稿では、以下の2つの目的のために記述していく。1つ目は、父親が医療的ケア児を自宅に迎えることにより、どのようなことに葛藤し、その後どのような過程で気持ちが前向きになっているかを記述した。そして2つ目は、父親が医療的ケア児のケアや体調管理の技術を修得するプロセスを記述した。対象者の語りは「1字下げ」で、文献からの抽出については「　」で示す。対象者の概要を［**表5**］に示す。

[表5]父親の状況

父親の氏名 (仮名)	父親の 年齢	子どもの 年齢	子どもの疾患	在宅療養 年数	調査時点までの 子どもの医療的ケア
尾川	60代	18歳	染色体異常	18年	吸引、吸入、気管切開、経鼻経管栄養
井鈴	30代	1歳	脳神経系疾患	10か月	吸引、経管栄養、在宅酸素療法
松藤	30代	0歳	染色体異常	8か月	経管栄養、在宅酸素療法
綿辺	30代	2歳	染色体異常	1年6か月	人工呼吸器、吸引、経管栄養
阿久山	30代	0歳	先天異常症候群	3か月	腸瘻、経管栄養、膀胱瘻、在宅酸素療法

父親・子どもの年齢はインタビュー当時のもの。

2 新生児集中治療室(NICU)で感じる父親役割の葛藤

　子どもが新生児集中治療室(以下、NICU)に入院中の父親は、子どもの状態を受け入れられない、子どもに対する恐怖感、初めて感じる父親役割の葛藤を抱いていた。「妻に異変が起きて受診し、突然入院することとなり……[7]」など、子どもの現在の状況を受け入れることができなかった。また、「吸引や経管栄養を行うが最初はおっかなびっくりで、手技を行うことが怖い[8]」など、子どもの医療的ケアを行うことに対する恐怖を感じていた。「心の準備が無いままに父親として役割を果たさなければならない……[9]」という父親役割の葛藤を抱いていた。

　父親は児の出産後、子どもの状態を受け入れられないことや、父親役割を遂行できないことに葛藤していた。谷本[10]は、「父親は予期してなかった子どものNICUへの入院によって、ネガティブな心理を抱き、危機的な状況に陥っている」と述べている。その後、児の状態を見極め、児の出生に対して喜びを感じることにより、前向きな感情が芽生えるようになっていた。また、退院が近づくと、児を在宅で看る決心がつき、退院に向けて視野が広がるようになっていた。Klausら[11]は、「両親は、不安と強い情動反応が徐々に薄れていき、情動的な混乱が静まるにつれて、自分たちの置かれている状況に慣れ、子どもの世話ができるということに自信を覚えるようになる。この適応の段階は不完全なまま続いていく」と述べている。

　このように父親は恐怖感やショックを経験しながら、児が喜びや笑いの反応を表出することや懸命に生きようとする姿を目の当たりにし、児に対して前向きな感情が芽生えるようになっていた。退院が近づくと、在宅療養に目が向き、児を自宅で育てる決心がつく

ようになったと考える。適応の段階は、不完全なまま続いていくため、児とのかかわりの中で、ネガティブな感情もみられる。そのため、父親がどのようなことに不安を感じ、ネガティブな感情が表出するかを観察することが必要であると考える。

▅▅▅ 3　ケアにチャレンジ

　父親は子どもの出生後、母親が毎日NICUに通う中、仕事の合間を見て、自分もNICUに通っていた。父親はNICUの看護師から医療的ケアの指導を受け、吸引や経管栄養を行うが、最初はおっかなびっくりで、手技を行うことが怖いと感じていた。

> 子どもが急に動いたらどうしようとか。……そのへんでちょっと怖いというのはありました。（綿辺さん）

　また、父親は痰の吸引に挑戦するが、技術に慣れないため吸引しても取れない状態であった。

> やっても、やっても、痰とか鼻水が抜けきらないというのがあったんで、……なんでなんやろうという思いはありました。（井鈴さん）

　しかし、

> 吸引チューブの先端を入れながら向きをねじってみたりとか、抜き差しの間隔を変えてみて……感覚が身についていったという感じですかね。（井鈴さん）

など、試しに工夫して感覚が身についていた[8]。

> やっぱ酸素の数値が上がらないときがあるんですよ。……77から下になったら、もうずっと（アラームが）ピーってなるっていうか。（松藤さん）

など、父親の判断基準は酸素飽和濃度測定器の値であり、医学の専門的なことはわからない状態であった。また、父親は自分なりの方法で子どものケアを行うが、

> 妻によく怒られますけど、そんなに引っぱったら悪いとか……。（阿久山さん）

など、先に技術を修得している母親に指導を受けながらケアにチャレンジしていた[8]。

　医療的ケアを修得し始めて間もない父親は、医療的ケアの技術を行うことを怖いと感じていた。母親は子どもの状態を、医療者から教えられた酸素飽和度の値で判断していた[6]。また、父親も子どもの状態を母親や医療者から教えられた酸素飽和度の値で判断していた。看護師の初心者レベルでは、摂取量と排泄量、体温、血圧、脈拍といった客観的で測定可能な、患者の状態を表す指標で状況を知る[5]。父親も数値を基準に子どもの状態を判断し、子どもの身体の観察ポイントは理解せず、専門的なことはわからない状態であった。そのため、ケアをより習熟している母親に指導を受けながら、子どもの世話をしていた。先行研究では、母親は症状や発作の時間をメモすることで、子どもの傾向を把握していた。また、医療者に質問し、自分で調べることで、子どもの状態を理解していた。ケアがうまくできないときに、疑問をもつことや失敗の体験をすることが、理由を知りたいと考えるきっかけとなっていた[6]。

　母親は症状をメモする、インターネットを調べるなど探索的行動がみられたが、父親にはみられなかった。日々の仕事を行い、日常が多忙な父親は情報収集をする余裕はなく、情報源は母親であったと考える。

■■■■ 4　新生児集中治療室（NICU）から在宅療養への移行にあたっての決心

　医療的ケア児がNICUから自宅へ退院する際には、父親には覚悟が芽生えていた。そして、医療的ケア児を養育するという父親役割を見出し、退院に向けて児を家に連れて帰ることに視野が広がっていた。NICUでの児の様子を見て、「わが子の小さいながら生きようとする姿に、自分が父親であることを実感する[9]」など、親役割を見出していた。また、「子どもが笑い、喜び、反応を返すという変化を契機として、現実をみつめ、子どもとともに生きていこうと決意するようになった[12]」、「医療的ケア児の在宅療養を現実として考えるようになった[13]」など、父親としての覚悟が生まれ、在宅での生活に考えが広がるようになっていた。

■■■■ 5　在宅療養で感じる子どもに対する葛藤

　父親は児の医療的処置を判断することへの葛藤、子どもに対する後ろめたさ、子どもの将来に対する不安を抱いていた。子どもとの在宅での生活が開始され、医師から問わ

れた気管切開などの処置に対して判断することへの葛藤をもっていた。また「重症児との生活において日常的に“なんで自分だけこんなに”とネガティブな思いを抱いていた[1]」ため、児に対して後ろめたさを感じていた。「この子はどうなるのか、どうしたらよいのか[14]」など、子どもの将来に対する不安があった。一方で、「現在の生活についてできることを行い、歯車を噛み合わせるような生活を意識していた[1]」、「これからも自分の力で成長して行ける子どもと捉えることによって、父親は子どもの成長発達に対する喜びと子どもとのつながりが得られた関係に自信を持ちながら、父親としての新たな養育の責任について考え始めている[15]」のように、不安を感じながらも医療的ケア児を家で養育する覚悟が芽生えていた。

■■■■ 6　手探りの療養生活

　父親は家事・育児の大変さに直面し、これらの分担をしなければならないことに対して躊躇を感じていた。「子どもが笑い、喜び、反応を返すという変化が見られる前は、家庭から逃げた時期もあった[12]」や「きょうだいとは違う、予測のつかない育児に、父親として戸惑いを感じていた[2]」など困難に直面していた。そして、「判断基準は酸素の値であり、専門的なことはわからない状態であった[8]」と、子どもの身体の医学的なことは理解できない状況であった。「毎日が戦争のようで日々の生活をこなすので一杯いっぱいであった[1]」のように、生活は手探り状態であり、精神的にも混乱していた。

■■■■ 7　児の身体状況の分析的思考の取得

　父親はケアを続ける中で、

> とりあえず無呼吸の秒数を確認して、もう酸素を……サチュレーションの回復っていうところだけを考えていましたね。（松藤さん）

など、けいれん時にはサチュレーションの確認をしていた。

> 看護師さんとか妻からは、顔とかの状態を見て、ここら辺がちょっと色がおかしくなったら……。（阿久山さん）

などの指示を受け、顔色や足色を見て観察するなど低酸素状態を観察していた[8]。

ちょっと（便が）出るのが遅くて機嫌が悪いから、ちょっと刺激して出そうかみたいな……。（綿辺さん）

と、父親は不機嫌の理由がわかっており、医療的ケア児の状態を判断するためには機嫌を気にかけていた[8]。
　その後、父親は児の状態の判断をすることが多くなり、

　一番初めにミルクの残量を見て、その残量で、ミルクの時間を遅らせたりして……。（綿部さん）

など、経管栄養胃残渣物から次の注入時間の判断をしていた。また、

　触っているときに、子どもたちの首筋から背中とかを触わると、やっぱり熱いなと感じるときがあるんで、そういうときは体温測って。（井鈴さん）

と、体温の判断は児の身体に手を当てていた。また、

　何か身体に異変が起っているっているのは、顔色とか、むくみで、状態がいいのか悪いのかを判断します……。（阿久山さん）

と、父親は子どものむくみや顔色で判断していた。

　なんか当たっているかどうかはわかんないですけど、痰が結局取れているなって、音で確認しているってことなので。（松藤さん）

と、吸引の効果は、のどの音で判断していた[8]。
　しかし、

　だいたい朝見て、こうしたほうがいいとか、ああしたほうがいいとか。……気をつけててねとか、なんかあったら電話してとか、それでやってますね。（尾川さん）

などの発言から、ケアの判断は母親であり、母親の指示に従っていた。一方、父親は医学的なことも腑に落ちるようになり、

> ……膀胱瘻っていうのは、おなかに穴開けてスーとさして、で、ここから生食（生理食塩水）を入れて風船膨らませて、抜けないようにしている……。（阿久山さん）

などのケアの原理や薬の名前と作用がわかってきた[8]。
　父親は児の状態から、

> たまにアラームが鳴るんですけど、鳴る原因は恐らく、サチュレーション、拾えていない状態っていうのが主だと思います。（阿久山さん）

などのサチュレーション測定器のアラームが鳴る原因を推測したり、

> けいれんのときの値まで心拍数は上がっていないけど力入れてて、なんだろうと……そういえば最近うんち出たのはいつだっけ……。（井鈴さん）

と、体調不良のときの便秘の可能性を推測することができるようになった。

> 腎臓の薬を入れるか入れないかの判断を注入のミルクの水分量と、あとおしっこ、うんちで出た排泄の量の割合を見ないといけないので……。（井鈴さん）

など、父親は体内水分量のイン／アウトを計算し、現在の身体状況を推測し、児の身体状況の分析的思考の取得をしていた[8]。
　またその後、父親は、子どもの観察点を理解していた。上級者レベルでは、状況を構成する要素の相互関係がわかれば、判断を下し、結果を予測することができる[4]。父親は顔色や足色を見るなど、低酸素状態を観察し、子どもの状態を把握していた。先行研究では、母親は痰の溜まり具合を咽頭の音で判断し、胸の上がり具合や、じりじりする様子を低酸素症状として観察していた[6]。また、「泣いているとどこか腫れているんじゃないか、痛いんじゃないかって、全身をみる[16]」のように、母親は、子どもの機嫌を気にして不機嫌の理由を模索していた。父親も同様に機嫌を気にし、子どもの状態を観察し

ていた。

　父親は、子どもの状態を判断することも多くなり、母親から教えられたとおりに、経管栄養については胃残渣量から、注入量や時間を計算したりしていた。身体に手を当てて、体温を判断したり、むくみや皮膚の青色の程度で、子どもの状態を判断していた。また、吸引の効果は母親と同様に音で判断していた。母親は子どもに出現した症状を系統的に判断していたが、父親は自分に行うことができる胃残渣量の測定後の判断、熱やむくみの判断など、断片的なことを判断していた。ケアの中心は圧倒的に子どもと過ごす時間が長い母親であり、すべて母親の指示に従っていた。

　この時期は生活安定の模索・調整期であり、周囲を活用しながら判断力をつけ始める[17]。すなわち、父親は基準の酸素の数値に頼らず、自分なりに原因を推測して取り組んでいたといえる。父親は子どもの様子を見ながら状態を判断していた。しかし、ケアの中心は母親であった。母親はこの段階で症状を系統的にアセスメントし判断していたが、父親の場合は症状の原因の推測はするが、身体の系統的な観察やアセスメントからの予測はできていなかった。父親は母親が行っているケアを部分的に手伝って、判断していた。トータルな子どもの状態は母親が観察し、判断していた。

■■■■■ 8　在宅療養開始から慣れるまでの段階

　父親は在宅でのケア生活をスタートするが、在宅生活の中で感じるネガティブな思いを感じていた。児の反応が乏しいためやりがいを感じることができずにケアから逃げることや、仕事のため十分に児にかかわれないため妻に対して負い目があるなど、在宅療養生活での苦悩に直面していた。

　「在宅で生活する中で、重症児の成長発達を捉えにくく、結果として養育困難につながっていた。子どもをどのように捉えるかが、養育困難に影響を与える[18]」や「患者会の交流などが、障害児を通して社会が広がるとして前向きにとらえていた。そして父親における、日常生活成立の努力へとつながり、父親役割の遂行に結び付くと考えられる[19]」などと述べられている。

　多くの父親は友人や同じ境遇の父親に話すことや祖父母に頼ることで、前向きな感情となり、気持ちを落ち着かせていた。また、父親のほとんどが仕事をしており、仕事と育児の両立に葛藤を感じていた。そして、父親は会社に理解を求めるような働きかけをしていた。このようにして父親は、医療的ケア児の養育で感じる苦悩が徐々に前向きとなり、生活を継続できたと考える。

■■■■■ 9　仕事と家事・育児のバランスに葛藤

　父親は一家の経済を支えなければならなかった。そのため父親は仕事と家事・育児のバランスに葛藤を感じていた。先行研究では「仕事に重きを置いていた考え方から、仕事を遠い目で見るように考え方を変えるように努めてきた[2]」や「子どもの頑張りや仕事以上に大切なことに価値を置くことで、その状況を乗り越えようとしていた[14]」と述べられている。このような状況の中で、父親は会社に理解を求めることや、仕事以外にやりがいを見出すため転職の試みを行うことで、仕事と家事・育児との葛藤を乗り越えようとしていた。すなわち、父親は児の懸命に生きようとする姿や、仕事以上に大切なことに価値をおき、仕事中心であった考え方を変化させることで、新たな生き方を導き出していたと考える。

■■■■■ 10　他者との交流

　父親は在宅療養で直面する生活の苦悩の中で、「祖父母に頼むことで、不安や負担が軽減した[9]」など、近親者に依存することで気持ちの安定を図っていた。また、「友達に愚痴という形で、話すことで気持ちの整理や不安を鎮める[9]」、「同じ状況の父親が葛藤していることを知ることで、自分の状況の理解に役立てていた[2]」など、同じ状況の父親に共感し交流をもつというピアサポートを受けることで、負の感情を1人で抱え込まず、気持ちを前向きに落ち着かせていた。

■■■■■ 11　ケア・判断の自立

　このような経過を経て、父親は自分の子どもの

> 鼻は右がちっちゃいかな、確か……吸引カテーテルを入れるときは、左のほうがすんなりいくけど、右のほうが苦労する。（綿辺さん）

などの解剖生理の特徴がわかるようになった。

> それはもう差しさわりなくできるようになりました。（阿久山さん）
> 慣れてはきましたね。うまくなったかどうかはわからないですけど。（松藤さん）

と、技術の上達を実感していた。そして、

たまに、なんか、……止めているのか止めていないのかわからないけどという感じ
で……。（綿辺さん）

と、息止めがわかるようになったなど、子どもの状態を熟知するようになっていた[8]。
　父親は子どもの状態は

　熱がこもっていれば、鼻、頭にも汗が溜まってたりとかあるんで。もう、ぱっと見、総合的
　にいろいろなものを見ながら、一つずつ可能性を排除して、体調をみます。（井鈴さん）

と、症状と様子で総合的に判断していた。また、

　そうですね。容態見ながら世話もできるようになってという感じですかね。（綿辺さん）

と、状態を見ながらケアができるようになっていた。

　看護師さんは人が入れ替わるから、同じ人じゃないから……。（尾川さん）

と、看護師より父がベテランであり、

　最近はたまにですけど、妻がちょっと半日ぐらい出るときもあるんで、そういうときは私
　がずっと1日みているんですね。（井鈴さん）

など、父親は母親がいなくても大丈夫であり、ケア・判断の自立ができていた[8]。
　しかし、

　細かいところはもちろん妻のほうが、多分気づくので。（綿辺さん）

など、子どもの状態は母親が判断し、

　妻がついてずっとやっているので……。（阿久山さん）

と、母親がほとんど管理していた[8]。

　子どもがNICUを退院後1〜2年経過すると、父親は子どもの熱や汗、サチュレーションの値、様子で子どもの身体の状態を統合して判断し、容態を見ながらケアを行うことができていた。また、子どもの鼻腔の形や気管分岐点などの解剖学的特徴を熟知し、それに合わせた医療的ケアを実施していた。そして、呼吸をしていない状態にも気づくことができるようになっていた。

　先行研究では、母親は子どもの症状が悪化した状態を顔色や口唇の色、酸素飽和度の値、浮腫や発汗と関連づけて判断し、対処していた[6]。プロの段階では自分のやるべきことを直観的に整理し、経験から見て重要と思える要素を見比べ、規則に従って組み合わせて対処する最善の方法を選ぶ[4]。母親の場合は、自分の子どもの医療的ケアの実施や観察に関しては上達したと実感し、いちばんの専門家だと思っていた[6]。そのため、子どもの微妙な変化をキャッチし、判断できる直観が働いていた。残念ながら、父親の場合は母親のレベルには到達していなかった。子どもの日常のケアは母親が管理しており、父親は補助的な役割を担っていた。しかし、父親は子どもの観察やケアにおいては、看護師を超える対応ができていたと考える。専門家は新しい技術を両親から学び、医療的ケアの判断に関しては両親と情報交換し、アドバイスすることが必要である[20]。

■■■ 12　在宅ケアが日常になる

　「医療的ケアが、抱っこやおむつの交換をするように、特別なものではなくなった[13]」や「多少手がかかる子どもというだけのことに気持ちが変化していた[12]」など、家事・育児や医療的ケアが日常に溶け込むようになっていた。また「病院にいるより家庭にいて、できるだけ普通の生活に近い体験をさせたい[12]」と、父親は家で看ることの大切さを実感していた。

　父親は在宅で感じる苦悩を乗り越え、仕事と育児の両立をしながら、父親の役割を見出し、わが子のケアや育児が特別なものではなくなっていた。そして、児の成長を感じ、児の健康を祈るとともに、児の好きなことを援助し、可能性を信じることで、わが子の成長に喜びを感じることができるようになっていた。母親・父親ともに、児の出生後、障害の告知を受けてから現在までの思いについて、時間の経過とともに変化していくプロセスが明らかになった。子どもに向けた様々な思いを語り、先の見えない不安を感じながらも、子ども自身の成長を目の当たりにしながら子育てしていく過程が受容過程であった[21]。

　このようにして、父親は児のケアや家事・育児を繰り返し行い、わが子の成長や反応

を感じることで父親自身の役割を見出していた。そして、この積み重ねた経験から、わが子の可能性や成長にポジティブな思いを感じるようになり、児を含めた家族の発達がよい方向に変化したと考える。

▭▭▭ 13　わが子の成長への喜び

「児のわずかな変化への気づきが、児の健康を願うことにつながる[22]」など、わが子の健康を祈るようになっていた。また「社会とのつながりをもつことで、子どもが好きだと感じる部分を伸ばしてあげたい[2]」と、わが子の可能性を信じるようになっていた。そして、「子どもの現在の成長を実感しながら、育ててきた自分自身への自負も感じていた[2]」や「薬飲んでも寝なかったりして。夜も関係なく大変です。しかし、子どもの成長を感じることができてうれしく……[21]」など、わが子の成長を感じるとともに自分の成長も感じ、わが子の成長への喜びを感じていた。

　父親はNICUや在宅療養で恐怖感や苦悩を経験するが、児のケアを繰り返し行い、児の反応を確認し、他者と交流することで前向きな感情が芽生えていた。そして、ケアは特別ではなく日常になり、わが子の可能性や成長への喜びを感じられるようになっていた。また、父親は仕事以外に大切なことに対する価値を見出し、仕事中心の考え方を変化させ、育児と仕事を両立した新たな生き方を導き出していた。

　児の医療的ケアについては、母親が中心となって身体の観察やケアを行っていたが、父親は母親が不在のときに代行を務められるまでに、技術を修得していた。母親と父親が医療的ケア児に関しては助け合いながら、家庭生活を送ることができるようになっていた。

〈引用文献〉

1)──── 下野純平, 遠藤芳子, 武田淳子. (2013). 在宅重症心身障害児の父親が父親役割を遂行するための調整過程. 日本小児看護学会誌, 22(2), 1-8.

2)──── 田中美央(2007). 重症心身障害のある子どもを育てる父親の体験. 自治医科大学看護学ジャーナル, 5, 15-23.

3)──── 涌水理恵, 藤岡寛, 沢口千恵子, 他. (2015). 重症心身障がい児と生活を共にする母親・父親・きょうだいの認識する自己役割, 他の家族員への役割期待, 家族としてのサポートニーズ. インターナショナルNursing Care Research, 14(4), 1-10.

4)──── Dreyfus, H.L., Dreyfus, S.E. (1986). Mind Over Machine : The Power of Human

Institution and Expertise in the Era of the Computer.

ヒューバート・L・ドレイファス, スチュアート・E・ドレイファス. 椋田直子（訳）.（1987）. 純粋人工知能批判―コンピュータは思考を獲得できるか（pp.37-85）. 東京：アスキー.

5）　Benner, P. (1984). From Novice to Expert : Excellence and Power in Clinical Nursing Practice.

パトリシア・ベナー. 井部俊子（監訳）.（2005）. ベナー看護論 新訳版―初心者から達人へ（pp.11-32）. 東京：医学書院.

6）　草野淳子, 高野政子.（2016）. 在宅療養児の母親が医療的ケアを実践するプロセス. 日本小児看護学会誌, 25（2）, 24-30.

7）　松本智津, 尾原喜美子.（2009）. 早産児をもつ父親が感じるストレス―妻の入院から児の退院まで. インターナショナルNursing Care Research, 8（3）, 123-131.

8）　Kusano, J., Takano, M., & Adachi, A.（2019）. Process in which fathers of home-cared children acquire medical care nursing technique. Journal of Nursing & Care, 8（4）, 1-5.

9）　荒川恵美子, 中村真理.（2015）. NICUに入院した子どもの父親における心理的プロセス. 福祉心理学研究, 12（1）, 32-41.

10）　谷本真唯.（2019）. NICUに子どもが入院中の父親の心理に関する文献検討. 北海道医療大学看護福祉学部学会誌, 15（1）, 67-74.

11）　Klaus, M.H., Kennel, J.H., Klaus, P.H. (1995). Bonding : Building the Foundations of Secure Attachment and Independence.

マーシャル H. クラウス, ジョン H. ケネル, フィリス H. クラウス. 竹内徹（訳）.（2001）. 親と子のきずなはどうつくられるか（pp.216-217）. 東京：医学書院.

12）　平野美幸.（2004）. 脳性麻痺の子どもを持つ父親の意識と行動の変容. 日本小児看護学会誌, 13（1）, 18-23.

13）　馬場恵子, 泊祐子, 古株ひろみ.（2013）. 医療的ケアが必要な子どもをもつ養育者が在宅療養を受け入れるプロセス. 日本小児看護学会誌, 22（1）, 72-79.

14）　牛尾禮子.（2010）. 重症心身障害のある子をもつ「高齢の父親」の養育態度と心情に関する研究. 日本重症心身障害学会誌, 35（1）, 131-136.

15）　関森みゆき.（2006）. NICUにおいて早産児の父親が育む我が子との関係性, 日本新生児看護学会誌, 13（1）, 2-7.

16）　沢口恵.（2013）. 在宅生活をしている重症心身障害児の母親による体調に関する判断の構造化. 日本重症心身障害学会誌, 38（3）, 507-514.

17）　平林優子.（2007）. 在宅療養を行う子どもの家族の生活の落ち着きまでの過程. 日本小児看護学会誌, 16（2）, 41-48.

18）　横関恵美子, 小川佳代.（2016）. 医療的ケアが必要な子どもを在宅で養育する家族に関する文献検討2013以降. 四国大学紀要A（人文・社会科学編）, 47, 79-86.

19）　山本智子, 市江和子.（2019）. 在宅で生活をする重症心身障害児の父親の養育体験. 日本小児看護学会誌, 28（60）, 120-125.

20）　Kirk, S., Glendinning, C.（2002）. Supporting. 'expert' parents-professional support and families caring for a child with complex health care needs in the community. International Journal of Nursing Studies, 39（6）, 625-635.

21）　芳賀亜紀子, 遠山京子, 徳武千足, 他.（2015）. 在宅で重症心身障害児を育てる両親の障害受容から考える養育に対する思い. 長野県母子衛生学会誌, 17, 8-17.

22）　玄順烈.（2011）. 重症心身障害児をもつ父親の親としての意識―長期入院している子どもについての語りから. 日本小児看護学会誌, 20（3）, 36-42.

医療的ケアは「命綱」

佐藤 正典

「娘さんと一緒に生活するためには、毎日の医療的ケアが必要です。」

娘が産まれて1か月。主治医の先生に告げられたその日から、私たち夫婦はほぼ毎日病院へ通い、主治医の先生や看護師さんから医療的ケアの手技を教わりました。

修得して5年半、私は毎日妻と共に娘のケアをしていますが、この医療的ケアの手技は「娘の未来をつなぐ命綱」だなと感じています。

私が娘のケアをするのは、主に朝の出勤前と帰宅後の数時間のみです。それでもなぜ、妻と同様の手技を修得したか？ 修得する必要があったのか？

大きな理由は「娘への愛情」と「父親・夫としての責務を果たすため」です。

ケアの大半は母親である妻が担っていますが、医療的ケア児は目が離せないことや気を張ることが多く、休める時間がありません。どんな仕事でもずっと働き続けられないのと同じで、適度な休息が必要です。せめて私がいる間は妻を休ませ、私が娘と関わりながらケアをして状態を保つことができるなら、それで良いという考えです。

仮に、私が手技を修得していなかったら、妻は過労で倒れ、娘は施設に入所させざるをえなくなり、家庭崩壊へ一直線。そんな父親・夫に、私はなりたくありませんでした。

ただ、実際のところ父親が積極的に手技修得を目指す家庭は少数派。私が病院に通った半年間で出会った父親は、当時入院していた児のおおよそ1割程度でした。

そんな中、手技の指導を受けていたときに看護師さんから

「覚えないと帰れませんよ!」
と、満面の笑みで言われたことがいまだに忘れられません。もちろんこれは「しっかり手技を覚えないと退院させられません」の意味ですが、最近になって「ママ任せにせず、パパもちゃんとお世話できるようになってほしい」という強い思いがあったのでは?とも感じています。

　ずっと病院でいろいろな家族を見てきた看護師さんからしたら、私のように積極的に手技修得しようとする父親は指導しがいがあったことでしょう。その節は大変お世話になりました。

　娘が退院してからは、習った通りにできないことも多く、娘の状態も不安定。さらに仕事では長時間労働から抜け出せず、心身共に辛い日々が続きました。娘が2歳になったあたりからようやく状態が安定しだし、日々の手技にも慣れたのか、不安や恐怖心がかなり軽くなりました。慣れたといってもマンネリ化という訳ではなく、毎日が新しい経験で、その積み重ねの結果、今日まで娘の命をつなぐことができているのだと自負しています。

　平均寿命4歳といわれる疾患をもつ娘はもうすぐ小学生。また1つ、新たな未来へつなげることができそうです。

　私にとって医療的ケアは、娘の命と未来をつなぐ大事な命綱。
　これからも妻と一緒に、娘の命と未来を護り、大切につないでいきます。

IV [関連論考3] 医療的ケア児を支える 訪問看護師の活動

■■■■ 1　訪問看護の社会的背景

　2003年に厚生労働省より、医療提供体制の改革ビジョンが公表されたことにより、地域医療連携、在宅支援強化が推進され、小児の訪問看護も制度化された[1]。2010年には在宅で暮らす医療的ケア児の推計値は10,702人であったが、2018年には19,712人と増加している[2]。医学や治療技術の進歩により、新生児死亡率は低下しているが、低出生体重児の割合は、1990年は6.3%であり、2019年には9.4%となり増加傾向にある[3]。そのため、その後遺症により人工呼吸器や気管切開、経管栄養などの高度な医療デバイスを日常的に必要とする児が増加している。重症児は全国に38,000人と推定され、在宅療養している準・超重症児の推計値は25,000人である。このうち、訪問診療を利用している児は7%、訪問看護を利用している児は18%である[4]。2021年の「医療的ケア児及びその家族に対する支援に関する法律」の成立・施行を踏まえ、医療的ケア児の心身の状況等に応じた適切な支援を受けられるようにすることが重要な課題である[5]。

　在宅で暮らす医療的ケア児は、生活の中で母親を中心とした家族がケア方法を修得しながら療養生活を進めていく。その際に、児と家族にとって欠かせない存在が訪問看護である。在宅で暮らす医療的ケア児は年齢や疾患が様々であり、必要としているケアは吸引や胃瘻管理、気管切開管理などであり、必要としている看護は、全身状態の観察やリハビリテーションなど多岐にわたっている。小児は成人と異なる部分が多く、小児特有の疾患や様々な合併症を併せ持つことが多い。病状の観察と助言を行うためには、様々な小児の疾患や母親の状況に対応するために知識が必要[6]である。

　しかし、小児の訪問看護を行ったことのあるステーションは約半数で、そのほとんどが1〜2ケースの経験という報告があり、小児の訪問看護が推進されているとはいえない状況である。小児の訪問看護を実施していないステーションにおいては、その理由について「小児看護の経験者がいない」が半数以上であったという報告もある[7]。

　小児は日々成長し、様々な経験を経て、それぞれの世界を広げる多くの可能性をもっている。在宅で家族と共に生活をすることは、児の成長発達にもよい影響を与えると考

える。そのためには、医療や人間の心理に詳しい訪問看護師の支援が必要である。

　そこで本稿では、新生児集中治療室（以下、NICU）を退院した医療的ケア児が在宅で
どのような支援を訪問看護師より受けているかを記述する。

▰▰▰ 2　大分県における訪問看護の現状

　大分県の訪問看護ステーションの調査は2013年9月〜10月に行われた。対象者は、
大分県内で小児の訪問看護を実施している訪問看護ステーションの管理者であった。こ
の調査では、大分県内の訪問看護ステーション101施設のうち、小児の訪問看護を実施
している19施設に質問紙を配布し、18（94.7％）の回答が得られた。小児の訪問看護を
実施していたのは、大分県の訪問看護ステーションの中で2割弱であり、全国調査の約
4割という結果と比較すると少ない[7]。大分県では2013年頃は、小児の訪問看護に対応
している訪問看護ステーションが少なかった。

　小児の訪問看護の実施年数は平均7年で、5年以下群は10施設（55.6％）であった。
1施設における小児看護の経験のある看護師の人数は、平均2人であった[7]。つまり、施
設における小児の訪問看護の実施年数は少なく、経験がある看護師が少ないことがうか
がえる。

　小児の訪問看護を利用している小児は62人であった。年齢は平均5歳であり、0〜3
歳24人（38.7％）、4〜7歳17人（27.4％）であった。乳幼児期に訪問看護の利用が多い
と考える。利用する小児の主疾患は、「脳・神経系疾患」が最も多く20人（32.3％）、次い
で「脳性麻痺」12人（19.4％）であった[7]。

　医療的ケア児は嚥下機能や呼吸機能に問題があるため、実施されている処置・ケア
は「経管・胃瘻栄養管理」が最も多く40人（64.5％）、次いで「気管内吸引の実施」36人
（58.1％）、「気管切開管理」30人（48.4％）、「人工呼吸器管理」21人（33.9％）であった[7]。

　また、母親は日々の看護で疲労が蓄積しているが、「レスパイトケア支援」の実施率は
5割強であった。レスパイトケアは、家族が介護から解放され、気分転換や休養ができる
重要な支援である。対象の18施設のうち約半数が実施しており、レスパイトケア支援が
拡大されつつあるが、まだ十分ではない[7]。

▰▰▰ 3　医療的ケア児が新生児集中治療室（NICU）に
入院中に訪問看護師が児の退院に向けて行う準備

　訪問看護師は、退院前カンファレンスにおける情報収集から新たな職種の介入の必

要性を判断し、退院後は在宅生活の状況を他職種と共有する中で、支援方針を統一するための協議を行い、母親へサービスをつなげる等をしていた[8]。このような準備によって、退院後はサービスの導入がスムーズに行われ、在宅でも病院で実施されていた看護を継続することが可能になっていた。

　訪問看護師は退院後の訪問看護の導入がスムーズに行われるように〈入院中からの病棟訪問〉を行っていた。退院後は、病棟看護師が児の経過記録や医療的ケア記録を作成してくれたものを、変化する児の状態に合わせて訪問看護師が追加修正し、継続したケアを提供する[9]といった〈継続ケアの工夫〉をしていた。このように、訪問看護師は在宅での生活に合わせたケアを医療的ケア児の状態に応じて行っていた。訪問看護師は吸引や経管栄養のケア方法について、ケアの見学、介助しながら実施、見守りで実施するなど、段階を踏み、母親が子どもの観察方法や、医療的ケアの根拠を理解できるよう支援する必要があると考える。また、訪問看護師は医療的ケアに関する指導を行う場合は、実際に機器を使用している家族の使用状況を見学するなどの支援を行っていた。実際に見学することで母親は手技を確認し、機器の配置など重症児の在宅生活をイメージできると考える。さらに、重症児の多くは人工呼吸器や気管切開などの医療処置を必要とするため、緊急時に母親が対応できるように体制を整えることが必要である[10]。

■■■■ 4　医療的ケア児の退院後に訪問看護師が家族に行う支援

　「子どもの体調が不安定で子どもの多くは身体的調整が困難で家庭療養になじまない状態であった[11]」など、環境が変化することにより、児の身体の状態が安定しないため、家族の不安は大きい。そのため、児の身体的状況について家族の相談に乗りながら説明を行う必要がある。

　児を病院から連れ帰った母親は、「子どもの状態は、医療者から教えられた酸素飽和度の〈数値が基準〉で【酸素飽和度の値で判断】し、酸素投与を行っていた。『（酸素飽和度の値を）わかんないからいつも見ているという感じで……。はじめの半年ぐらいは結構振り回されていました（B氏）。』」という状況であった[12]。訪問看護師は、緊急時の対応が必要か、そのまま家で様子を見てよいのかの判断を行う必要があった。

　看護師は呼吸数やSpO_2などの数値や呼吸の状態を観察し、〈今後の状態の予測〉を立てて、家族が自律して判断できるように支援する必要がある。在宅療養では、母親や家族が主体となり、児のアセスメントやケアを行い、家族がアセスメント力を高めるために訪問看護師は児の【体調悪化を見極め児と家族の力を発見する】ことが必要となる[12]。

母親は最初に母親による感覚で子どもの体調の変化の有無や程度を見分け、その後に具体的な数値によって、子どもの体調の変化の有無や程度の確認をしていた[13]。母親は意思の表出が困難な児のケアを繰り返すうちに、児の反応や症状のパターンに気がつくことができるようになっていたと考える。つまり、「母親は根拠を理解せず、客観的な数値を基準に子どもの状態を判断していた。［中略］したがって、母親は技術の根拠を理解していないと想定し、看護師は客観的に得られる数値と子どもの反応や状態がつながるように支援する必要がある[14]」。児のケアに不慣れな母親が児の体調を理解し、自律して看護ができるようになる過程を支援することが重要であると考える。

訪問看護師は、児の障害の程度や医療的ケア児は体調が変化しやすいことを考慮し、全身状態の観察を行うなど〈児の体調管理と医療的ケアの判断〉を行っていた。また、「自宅や学校での生活により、成長して見えてくる自ら頑張ろうとする本人の力に注目する[15]」などのように、児が力を発揮できるようにかかわっていた。そして、実際に児の力を見て、家族が自律できるように支援していた。母親がNICUで看護師より教わった医療的ケアの方法を尊重しながら、母親との信頼関係をつくり、医療的ケアを行えるような体制づくりをしていた。さらに、経管栄養などの医療的ケアは、病院の方法を家庭の生活時間に合わせたものにしていた。

このように、小児の訪問看護では対象者が重症であり、小児領域における専門的な知識や技術等が必要である。訪問看護師には医療的ケアの実践能力と、重症児の成長や発達を理解したケア能力が求められる。しかし、訪問看護師の中でも、小児看護の経験のある看護師は約3割と少ない。母親の不安を軽減し、的確な指導を行うために、訪問看護師は小児領域の知識や技術の修得が必要であると考える[7]。

訪問看護師はケアを実施する際に、特に在宅療養の導入期に医療的ケアの指導をしつつ母親と共に行うことで、母親の技術の修得を促進していた。また、訪問看護師は在宅療養を無理なく継続できるよう、ケアの方法の調整も実施していた[16]。

訪問看護師は、母親のケアの方法が適切であるかを観察することで判断し、必要に応じて指導をしたり、1つのケアごとにケアの見学を行った後、見守りで実施と順を追って行い、母親の理解度を確認していた。そして、訪問看護師は、自宅で医療的ケアを行う際に、在宅酸素療法など家族が不慣れな機器を使用する場合は、他家への見学に同行していた[10]。在宅での医療的ケアの実施については、一般的に行われている医療的ケアの方法によらず、児の状況に合わせた母親の要望や家庭の状況によって、独自の方法が選択されていた。

さらに訪問看護師は、緊急時には家族の対応が必要となるため、その対処方法を教えたり、アンビューバックの準備をしていた。また、呼吸器ケアに関しては、肺炎や無気肺などの合併症予防方法を指導し、経管栄養や摂食に関しては、正しい姿勢保持や介助の方法、口唇の開閉の指導を実施していた[10]。

訪問看護ステーションを利用する目的として、「病状悪化時や病状の判断についての相談」「育児相談」「医療的ケアについての相談」があげられた。医療的ケアを必要とする在宅療養児の家族の援助期待は、「社会資源の利用」「入院や治療の変更」「生活リズムのくずれ」であった。これは家族の困難と対応しており、これらに対する看護支援の必要性を示唆している。また、「医療者等との関係」に援助期待が求められたのは、ケアを巡るコミュニケーションの必要性を表している[17]。母親は不安や悩みを訪問看護師に表出できるようになることが理想である。

一方、訪問看護師が担当者間で情報交換を密に行い、手技を統一することで、母親は理解しやすく、自信をもつことができていた[18]。厚生労働省によると、NICU退院児のうち、吸引65.2%、経管栄養72.8%、在宅酸素療法33.2%と、多くが呼吸や栄養に関する医療的ケアを必要としている[19]。そのため訪問看護師は、個々の医療的ケア児特有のケアを理解し、訪問時の病状把握・アセスメントを行い、緊急時の対処ができるようになることが必要である。特に呼吸管理に関しては生命に直結するため、慎重に行うことが求められる。

乳幼児期には訪問看護の希望が多く、母親はおかれた立場の理解と共感を求め、専門的看護の提供を求めている。訪問看護師さんには「一緒にやってもらえる」「大変な時には替わってもらえる」という安心感がある[20]ため、導入期には訪問看護師が母親と共にケアにあたり、共感を示し、不安への対処を行うことが必要である。

このような中、日常生活における重症児の家族の負担は大きく、1日の介助時間は平均で7時間である。夜間に吸引や体位変換、おむつ交換などの介助が必要であり、睡眠がまとめてとれず疲労を回復することが難しい[21]ため、母親の日常生活は、困難を感じているという現状がある。訪問看護師は、家族が在宅療養を無理なく継続できるよう、日々の生活に合わせてケアの方法を調整していくことが必要であると考える[16]。

2014年度の診療報酬改定で、人工呼吸器を使用している超重症児は、複数の訪問看護ステーションによる訪問が可能となった。しかし、多くの看護師が訪問している中では、ケアの統一が難しいと認識していた[22]。1人の重症児に対して複数の訪問看護師がかかわる際は、担当看護師は情報交換を密に行い、訪問看護ステーション間で手技を統一してケアを行うことが必要である。

■■■■ 5　母親の育児負担軽減への支援

　母親の育児負担の軽減のために、レスパイトケアとしてショートステイやデイサービスなどの施設を利用したケアが実施されている。重症児の主介護者である母親の介護負担は大きいため、母親にとってレスパイトケアは重要な支援である。しかし、医療的ケアが必要な在宅で過ごす重症児と家族は、訪問看護は利用できたとしてもショートステイは利用できないという実態がある[23]。また、母親はレスパイトケアにより休息できる一方で、他人に子どもを預けることに対する不安など、利用するうえで困難感を抱いている[24]。そのため、在宅療養においては訪問看護師による母親の育児負担を軽減するためのケアが必要であると考える。先行研究では、訪問看護師は重症児の家族に対して、家族の育児負担軽減や休息時間の確保、家事や用事のための時間の確保、きょうだい児とかかわる時間の確保を実施していた。

　その一例として、訪問看護師が、栄養チューブの交換や吸引など、ケアのために訪問することで家族は自由な時間を確保することができ、休息することができていた。つまり、24時間の育児が必要な重症児の家族は疲弊することから、訪問看護師はそれを見極め、児と離れる時間を提供できるようにしていた[24]。

　さらに生田[22]によると、訪問看護師がホームベースレスパイトケアを実施した結果、母親はリフレッシュすることの罪悪感が減少し、看護師が子どもと1対1で濃厚なケアを行うことを可能としていた。このような訪問看護師による母親の育児負担軽減への取り組みは、今後の訪問看護師の役割として重要であると考える。

■■■■ 6　医療的ケアに関する情報提供

　医療的ケア児は医療や看護に関する情報、金銭的問題、フォーマル／インフォーマルの社会資源やサービスの情報を必要とするが、これらの情報を家族が自力で収集するのは困難である。訪問看護師は利用可能な施設やサービス、介護に必要な材料の単価や購入先、医療費補助の手続き等の情報を提供していた。具体的には、福祉事務所や保健所、医療機器メーカーなどの支援が必要である。訪問看護師はそれらの相談窓口への橋渡しをする役割が期待されている[25]。

■■■■ 7　訪問看護師による多職種連携の調整

　経管栄養、気管切開、人工呼吸器等の医療的ケアが必要な子どものうち、約9割がNICUの入院経験がある。安心して在宅生活を送るためには、子どもがNICUに入院

中から在宅生活に向けての準備をする必要がある。2016年度の診療報酬改定により、NICUを対象とした入退院支援加算と退院時共同指導料に大幅な増点がなされ、退院支援とともに、訪問看護師が重症児と家族に入院中からかかわることが推進された。これにより訪問看護師はNICUのスタッフと連携し、病院での医療的ケアの指導内容や、入院中の指導による家族の医療的ケアの習熟度を確認し、家族への指導方法を調整することができる[10]。

医療的ケア児が在宅生活を送るために、相談支援専門員やヘルパー、理学療法士などの職種がかかわることが必要である。具体的な連携内容は、子どもの状態悪化時に医師への報告や相談をし、指示を受けること、院内看護師と連携し外来受診や入院治療が受けられるような手配を行うこと、退院前に調整会議を実施することなど[26]があげられた。多職種がかかわることで、専門性を生かした意見交換を行い、在宅ケアの目標をチームで共有し、連携することができると考える。

8　母親の医療的ケアに関する相談への対応

母親は家事を行う時間がないことから、訪問看護師が医療的ケアを代わりに行って、母親が家事を行う時間を確保していた。また、児にきょうだいがいる場合、母親は医療的ケア児のケアのためにきょうだい児の学校行事への参加が困難であったり、きょうだい児とかかわる時間がとれなかった。そのため、訪問看護師は母親にきょうだい児とかかわる時間を提供していた[10]。

母親からの医療的ケアについての相談には、病状悪化時の判断や胃瘻などの相談があり、訪問看護師はビデオを貸し出すことで対応できるようにしたり、母親の不安や悩みが軽減するよう、早期から児と家族にかかわっていた[27]。また、訪問看護師への相談は母親からの相談が最も多く、児の状態に対しての強い不安を抱えているため、ケア後に母親の思いを聞く時間を設け、傾聴していた。

訪問看護師は、重症児やその家族の社会資源の活用状況や必要性を判断し、家族が疲弊しないよう、ニーズに合わせた利用可能な施設やサービスの情報を提供していた。また、在宅療養には機器の使用により高額な療養費が必要となるため、訪問看護師は医療費補助やその手続き、介護に必要な各材料の単価や購入先等に関する情報を提供していた[25]。

訪問看護師は、児の入院中からNICUのスタッフと連携し、家庭でも継続したケアが行えるように準備をしていた。また、病院への受診時には医師に児の状態やケアの報告

をしていた。さらに、母親が眠れる時間にいっしょに子どもが眠れるように、眠剤の処方などを医師に相談していた。相談しにくいことに関しては、母親から打ち明けることができるよう仲介していた[10]。また、相談支援専門員と在宅での具体的なケアや利用可能な制度について話し合い、検討していた。そして、訪問看護師は保育士や施設の職員など医療的ケアに関する知識が乏しい職種に対して、ケア方法や禁忌事項、感染予防や児の活動量について説明や指導をし、連携を図っていた[25]。

■■■■ 9 児の発達への促し

❶【児の意思表示を促し、反応をとらえる】

医療的ケアや体温調整、児の今の体調をアセスメントすることによって、児がおしゃべりしやすい万全な状態や環境を整え、児が意思表示の方法を試行錯誤することを可能にする[15]など、児が意思表示しやすいように働きかけていた。また、コミュニケーションが困難な「児の身体の動きの読み取りや児の表情の変化の読み取りを行い、児の思いや気持ちの読み取りをしていた[28]」。それにより、児の気持ちを知ることを試みていた。

❷【児の力を生かした特有のケア方法を選択する】

訪問看護師が実施した呼吸の援助として、呼吸の観察、下顎挙上、スクイージング、鼻腔からの喀痰吸引、バックバルブマスク加圧、呼吸筋へのマッサージ、ストレッチがあげられた。訪問看護師は呼吸の援助を行う際にも、児のもつ力を見極め、最大限にその力を生かせるように試みていた[15]。また、訪問看護師は人工呼吸器の管理を行い、「日中に長時間訪問滞在し、必要な医療的ケアや日常生活の援助の実施[22]」をし、主介護者の負担を軽減していた。

また、「排便介助を行う際には、単に浣腸をして排便させるのではなく、a君の排便しようとする本人の力を両手で感じながら、声掛けとハンドリングによってaくんに排便のコツを掴ませるようお手伝いをしている[15]」。つまり、訪問看護師は薬物の力で排便をさせるのではなく、児のもっている力を伸ばし、生かすケア方法を実践していた。このことは重度な障害がある子どもの対処能力を伸ばすことにつながると考える[12]。

❸【成長発達を促す遊びの提供をする】

遊びを提供する際に、訪問看護師は遊びのための環境づくりと、児の反応や興味関心、体調に合わせて児の心と身体に働きかける遊びを実践し、児のサインを読み取り、遊びの選択と調整を行っていた。また、スキンシップを取り入れた遊びの提供の中で、マッサージに強弱をつけた触覚への刺激をするなどの〈感覚刺激の提供〉、「抱っこやマッ

サージ、歌や音楽などをケア前に取り入れる」ことで、児の〈筋緊張をほぐす〉ことを行っていた。このようにして、〈遊びの刺激を与え児の成長発達を促す〉ことで、社会的適応をするように働きかけていた。訪問看護師がよりよいアプローチを行うため、【児の意思表示を促し反応を捉える】ことを試みていた[29]。

訪問看護師は「児を取り巻くあらゆる状況を児の感情を捉える視点としており、一つの情報から判断するのではなく、複数の情報や状況を関連させていた。(中略)その具体的視点として、[表情・声・動き]、[環境]、[呼吸・循環・排便・姿勢・睡眠などの日常性の維持]、[苦痛や不快の有無]、[快の有無]、[発達段階をふまえたその人らしい生活]等(中略)が重要な視点であった」と述べられていた[28]。児の反応を理解することは児自身の理解につながり、児に合わせたかかわりができるだけでなく、児の意思決定能力を育てることが可能になると考える。

また、訪問看護師は、【成長発達を促す遊びの提供をする】より試みていた。児にとって遊びは生活そのものであり、身体運動機能や情緒面の発達において必要不可欠である。在宅重症児への遊びとして、主に視覚・聴覚・触覚を刺激する遊びが実践されており、訪問看護師は、児の障害や年齢に合わせた遊びを提供していた。「遊びの効果は様々な反応(緊張度・表情・涙・瞬き)等から見極めていく。看護師は、訪問教育での特別支援学校教諭との関わりの中から、児の楽しみを発見する事もあり、真似て関わったりしている。[中略]保育士の支援についても理解を深め、チャレンジしてみようと思い関わっている[30]」と述べられている。児の反応から、遊びへの反応を理解し、調整を繰り返すことで、児に合った遊びを提供することにつながると考える[30]。

❹【児が自身の力を発揮できるように呼吸をサポートする】

訪問看護師は、児が自身の力を発揮できるように呼吸をサポートしていた。児が自分の力を発揮し、人工呼吸器を装着する意味を理解してもらうために、訪問看護師は障害によって見え難い児の力を見つけ出すと、その力を児が発揮できるような環境を作り出し、発揮するためのコツをつかめるようにかかわっていた[15]。

また、A看護師は重度障害児へケアを行う際の視点として、埋もれやすい子どもの力をどれだけ発見できるか、その力を発揮できる状況をいかに作り出していけるかが大切であると語った。訪問看護師は、児の力を発見し、呼吸介助などの技術によってその力を伸ばす状況を作り出し、試みることが必要である。身体に障害があっても、成長・発達を意識してかかわることが求められると考える[15]。

一方、多職種との連携では、訪問看護師は特に理学療法士との情報交換を希望して

おり、やってはいけない動作について知りたいと思い、それを理解することで、遊びの判断に自信をもって、身体機能を刺激する遊びを増やすことができると考えている[30]。訪問看護師はケアや看護の実施だけでなく、理学療法士や保育士などの多職種や母親と連携しながら、児の発達段階や障害の程度、好みに合わせた遊びを提供し、成長発達を促すよう試みる必要があると考える。

▰▰▰▰ 10　在宅療養する医療的ケア児に対する訪問看護師の活動のまとめ

　訪問看護師は、NICUから在宅へと退院する児に対して、症状や状態の観察、医療的ケアの実施方法について母親といっしょに取り組んでいた。児と母親は在宅での生活に慣れ、落ち着くまでに困難を生じていた。母親が医療的ケア児の世話に慣れた頃に、介護負担を軽減するためのレスパイトケアが必要であり、そのための情報提供を行っていた。そして、多職種と連携し、コーディネートの依頼、金銭的な問題の解決、福祉用具の導入、衛生材料の購入等の支援を行っていた。このように、児が在宅療養を始めてから、時期に応じて変化する介入が必要であった。

〈引用文献〉

1）⸺ 厚生労働省.（2003）. 医療提供体制の改革のビジョン—「医療提供体制の改革に関する検討チーム」まとめ.

http://www.mhlw.go.jp/houdou/2003/04/h0430-3.html（2022年10月28日閲覧）

2）⸺ 厚生労働省.（2020）. 医療的ケア児等の支援に係る施策の動向.

https//www.mhlw.go.jp/content/10800000/000584473.pdf（2022年10月28日閲覧）

3）⸺ 母子衛生研究会.（2021）. 母子保健の主なる統計 令和3年刊行.

4）⸺ 北住映二.（2014）. 日本小児科連絡協議会（日本小児科学会, 日本小児科医会, 日本小児保健協会）重症心身障害児（者）委員会中間報告書（平成26年4月13日）, 1-3.

5）⸺ 厚生労働省.（2021）. 医療的ケア児とその家族に対する支援施策.

https//www.mhlw.go.jp/stf/seisakunitsuite/bunya/hukushi_kaigo/shougaishahukushi/service/index_00004.html（2022年10月28日閲覧）

6）⸺ 松﨑奈々子, 阿久澤智恵子, 久保仁美, 他.（2016）. 訪問看護ステーションにおける小児の受け入れの現状と課題. 日本小児看護学会誌, 25（1）, 22-28.

7）⸺ 草野淳子, 高野政子, 下迫絵梨, 他.（2015）. 大分県内における在宅療養児の訪問看護の実態と課題. 看護科学研究, 13（1）, 1-8.

8）⸺ 松﨑奈々子, 阿久澤智恵子, 久保仁美, 他（2016）. 小児の訪問看護の際に訪問看護師が行った他機関・多職種との連携. 日本小児看護学会誌, 25（2）, 31-37.

9）⸺ 浅井佳士.（2018）. 在宅移行した重症心身障がい児の主養育者が望む支援のあり方. 小児保健研究, 77（3）, 253-260.

10）⸺ 草野淳子, 高野政子, 水元理恵.（2020）. 在宅療養児（者）と家族に訪問看護師が行う医療的ケアの支援の内容に関する文献検討. 小児保健研究, 79（5）, 502-509.

11）⸺ 平林優子.（2007）. 在宅療養を行う子どもの家族の生活の落ち着きまでの過程. 日本小児看護学会誌, 16（2）, 41-48.

12）⸺ 草野淳子, 神野桃子, 高野政子.（2022）. 訪問看護師が行う医療的ケア児への看護の実践に関する文献検討. 日本小児看護学会誌, 31, 87-93.

13）⸺ 沢口恵.（2013）. 在宅生活をしている重症心身障害児の母親による体調に関する判断の構造化. 日本重症心身障害学会誌, 38（3）, 507-514.

14）⸺ 草野淳子, 高野政子.（2016）. 在宅療養児の母親が医療的ケアを実践するプロセス. 日本小児看護学会誌, 25（2）, 24-30.

15）⸺ 鈴木健太.（2017）. 在宅維持期において重度障害のある学童を訪問する看護師の実践. 日本在宅看護学会誌, 6（1）, 166-176.

16）⸺ 有本梓, 横山由美, 西垣佳織, 他.（2012）. 訪問看護師が在宅重症心身障害児の母親を支援する際に重要と考えている点. 日本地域看護学会誌, 14（2）, 43-52.

17）──内正子, 村田惠子, 小野智美, 他.（2003）. 医療的ケアを必要とする在宅療養児の家族の困難と援助期待. 日本小児看護学会誌, 12（1）, 50-56.

18）──森絵里香.（2009）. 重症心身障害児と家族への在宅生活支援の現状と課題. 福山医学, 16, 99-102.

19）──厚生労働省.（2016）. 医療的ケア児について.
http://www.mhlw.go.jp/file/06-Seisakujouhou-12200000-Shakaiengokyokushougaihokenf
ukushibu/0000118079.pdf（2022年10月28日閲覧）

20）──涌水理惠, 藤岡寛.（2011）. 重症心身障害児を養育する家族の抱える不安とニーズの変化─家族のエンパワメントプロセスに照らし合わせて. 日本重症心身障害学会誌, 36（1）, 147-155.

21）──下山郁子.（2005）. 重症心身障害児者の家族から訪問看護に望みたいこと. 訪問看護と介護, 10（3）, 200-207.

22）──生田まちよ.（2012）. 定期的ホームベースレスパイトケアを受けた在宅人工呼吸療法中の小児の母親の体験に関する事例研究. 日本小児看護学会誌, 21（2）, 55-63.

23）──山田晃子, 入江安子, 別所史子, 他.（2013）. 在宅の重症心身障害児・者と家族のレスパイトケア利用に関する研究（第1報）. 小児保健研究, 72（3）, 419-426.

24）──原朱美.（2013）. 訪問看護ステーションにおいて留守番看護を実践する看護師に求められる役割と課題. 日本小児看護学会誌, 22（1）, 17-24.

25）──松田元子, 吉田登美恵.（2007）. 母親1人の養育者による在宅療養への取り組み─1事例の振り返りから. 日本看護学会論文集 小児看護, 38, 305-307.

26）──杉山友里, 中村伸枝, 佐藤奈保.（2014）. 重症心身障害児とその家族に対する訪問看護師の支援に関する文献検討. 日本小児看護学会誌, 23（1）, 29-35.

27）──福田亜While子, 岩出るり子, 安村恵津子, 他.（2014）. 訪問看護における小児緩和ケア─長期間にわたり重症心身障がい児と家族に寄り添って. 日本看護学会論文集 小児看護, 44, 98-101.

28）──田中美央, 小寺早紀, 住吉智子.（2015）. 看護師が重症心身障害児の感情を捉える視点. 日本看護学会論文集 精神看護, 45, 175-178.

29）──山田晃子, 別所史子, 入江安子.（2014）. 医療的ケアの必要な重症心身障害児に対する訪問看護師による遊びの認識. 日本看護科学会誌, 34, 150-159.

30）──工藤恭子.（2018）. 在宅重症心身障害児の遊びの保障における医療・福祉・教育の連携─遊びで支援を行う専門職へのインタビューから. 佛教大学大学院紀要 社会福祉学研究科篇, 46, 31-48.

Voice ❽
訪問看護は在宅移行期に力を注ぎます!

首藤 直美(社会医療法人敬和会けいわ訪問看護ステーション大分　医療的ケア児コーディネーター)

佐々木 真理子(同ステーション　訪問看護認定看護師)

　当ステーションが小児訪問看護に取り組んで約17年が経過しました。受け入れる児の疾患や病態は様々ですが、病院からわが家へ帰るときのママたちは一様に大きな不安を抱えています。私たちは入院中からパパやママ、きょうだい児やおじいちゃん・おばあちゃんも含めた家族との信頼関係を築き、安全な在宅生活を送るだけでなく、外出やお泊りなどができる環境調整や、保育園や学校等の社会とのつながりをもてる環境を整えていきます。

　訪問看護師が入院中に信頼関係を築いていくのは児や家族だけではありません。病院の担当医や担当看護師ともしっかり連携をとり、退院後も相談に乗っていただけるような関係づくりをしていきます。また、在宅チームとして協働する相談員さん、保健師さん、ヘルパーさん等、支援者が同じ目標に向かって支えられるよう、お互いに相談しやすい関係性を築いていきます。

　退院当初、ママたちはそばに医療者がいないことによる不安や焦りを抱いているのか、児のケアをしっかりと修得しているはずなのに、なんだかあたふたする場面を目にします。私たち訪問看護師は、在宅移行期は気を抜けない大事な期間ととらえ、児とママたちがこの不安定な時期を安全に過ごせることに注力し、退院日から2週間くらいは訪問を頻回にし、療養の安定を図ります。療養環境の変化から、

おうちに帰ったばかりの医療的ケア児は体調も崩しやすいですし、ママが寝不足に陥る傾向にあります。私たちは、①不安なときは夜中でもいいので連絡をすること、②疲れた〜、眠い〜、助けて〜、とネガティブ発言は大歓迎と伝え、おうちでの生活がスタートします。

　不安定な期間を脱し、生活のリズムが整い、在宅支援者となじみの関係になってくると、家族の行動範囲も広がってきます。週明けに訪問すると、「○○に行ってきたのよ〜」と児が家族とお出かけしたニコニコ笑顔の写真を見せてくれます。また、ママはきょうだい児のPTAに参加したり、美容院へ出かけたりと、ママ自身が気分転換の時間をつくれる余裕も出てきます。この頃には、パパやおじいちゃん、おばあちゃん、お兄ちゃんやお姉ちゃんも児のケアを担ってくれる、なくてはならない大事な存在となっています。

　私たち訪問看護師は、児の医療的ケアが家族にとって生活の中に定着し、営みの一部として当たり前に行われることを目指し、社会とのかかわりをもてるよう支援を広げていきます。そして児の成長に伴い、私たちのケアは自宅に留まらず、保育園や学校へと支援の場が移っていきます。児と家族が成長する過程に看護を通してかかわれる喜びを胸に、私たちは今日も町を駆け抜けます。

❖社会医療法人敬和会けいわ訪問看護ステーション大分
https://keiwakai.oita.jp/hojuen/houmon_kango/

謝　辞

　本書に記載した研究を実施するにあたりご協力いただいた、医療的ケアが必要な子どもさんとそのお母様、お父様に深く感謝申し上げます。子どもさんのケアに毎日お忙しい中で、ご自分の体験が同じような境遇にある方々の今後のために役に立つのであれば、とインタビューを引き受けてくださいました。そのお言葉の裏にある、日々つらい日常生活を送っていらっしゃる姿を想像すると、頭が下がる思いでした。

　また、医療的ケア児の訪問看護を行っている訪問看護ステーションの管理者の方々、訪問看護師の皆様にも深く感謝申し上げます。研究計画を立案した後、管理者の皆様にはご多忙の中、快く対象者の方をご紹介くださり、同行訪問をしていただきました。本書の研究を通して、A県内の訪問看護ステーションの方々と近しくなり、その後もご協力をいただいています。

　今回の経験を通して、研究への協力者には、真摯に向き合い、感謝することが大切だということが身にしみました。私は看護の現場にはいないので、看護実践としてお返しすることはできませんが、研究結果を公表することで、対象者様や看護実践をしていらっしゃる方々の役に立つことができることがわかりました。研究協力をしてくださった方々に報いるためには、いただいたデータを大切にして、研究結果を論文化し公表することが必要だと思っています。研究結果を実践する場で役に立ててもらうこと、先行研究の1つとして次の研究のステップになり、さらなる看護の発展を目指すことが、研究者の役割だと思います。

　本書のもとになった博士論文を執筆するにあたり、ご指導をいただいた大分県立看護科学大学の村嶋幸代学長、佐伯圭一郎教授をはじめとする多くの方々に深く感謝を申し上げます。村嶋幸代先生は研究を行うにあたり、研究計画の立案、インタビュー結果の分析、博士後期課程の論文提出に至る長い経過の中で、ご指導をいただきました。論文のご指導だけで

なく、博士論文の考え方や研究を行ううえでの世の中への貢献の仕方など、研究者として根底の心構えを教えていただきました。今の私の研究者としての姿勢があるのも村嶋先生のお陰と思い、感謝しております。また、佐伯圭一郎先生は、保健統計の専門家であるにもかかわらず、先生の感性から、質的研究に対する的確なご意見をいただき、分析結果を振り返る機会となりました。はっと気がつくことがあり、文脈や文章の解釈の仕方はさすがだと思いました。

　そして、大分県立看護科学大学の吉村匠平准教授、小野美喜教授に深く感謝申し上げます。論文の脈絡と内容が至らぬ内容であったため、長い時間をかけ、細部にわたりご指導をいただきましたおかげで、始終一貫した内容に修正することができました。

　博士論文の執筆を通じて、「自分に向き合うこと」を身にしみて感じました。自分の思考の至らなさ、根拠をもって緻密に考えていくことの不足、論理的に展開できる文章を記述することなど、そのつど課題に向き合いました。博士論文を書くということは、研究をやり遂げるだけではなく、自分に向き合うことだと実感しました。

　大分大学医学部小児科学講座の井原健二教授には、今回の博士論文の執筆だけでなく、学生の教育をはじめ、様々な面でご支援・ご協力をいただき深く感謝申し上げます。小児関係・医療的ケア児に関する活動ができるのも、井原先生のお陰と思っております。この場を借りて御礼を申し上げます。

　社会医療法人関愛会 坂ノ市病院在宅診療医の長濱明日香先生には大分県の小児の在宅医療をご主導いただき、また看護職の在り方をご指導いただき感謝申し上げます。突然の申し出にもかかわらずコラムの執筆を快くお引き受けいただき、ありがとうございました。

　M-GTA研究会京都橘大学の佐川佳南枝教授、聖路加国際大学の木下康仁特命教授に深く感謝申し上げます。M-GTA研究会には、修正版

グランデッド・セオリー・アプローチの研究手法を学ぶために、東京まで何度も足を運びました。研究発表会に参加することで、M-GTAの深さと難しさを学ぶことができました。データをていねいに解釈し、分析を重ね、対象者の動きのきっかけとなった部分を抽出することが、この研究手法の重要となる部分だと思います。人間とそれにかかわる人間を対象とし、社会的相互作用を取り扱うことが、M-GTAの基本的な考え方です。私にとっては質的研究を理解するきっかけとなり、学ぶことができました。このような経過を経て、当時、熊本で教鞭をとられていた佐川佳南枝先生をご紹介いただき、データ分析のご指導をいただくことになりました。そして、この研究を形づくることができました。M-GTAの分析方法は本当に難しいと思います。質的研究は事象を解釈する感性と経験が必要だと、今回の経験を通じて感じました。今後も研究会には可能な限り参加して、手法をブラッシュアップしていきたいと考えています。木下先生が執筆されたM-GTAシリーズの著作は、今でも私のバイブルとして大切に本棚に保管しております。

　本書のコラム（Voice）執筆をお引き受けいただいた医療的ケア児のご家族の安藤歩様、岡原ゆかり様、二村慶様、池田薫様、佐藤正典様、訪問看護師の首藤直美様、佐々木真理子様、相談支援専門員の青山昌憲様に深く感謝申し上げます。突然ご依頼したにもかかわらず、快く執筆をしていただいたことで、本書の現実味と内容の厚みを増すことができました。

　最後に、黙って見守り、時には心の支えとなり、時には支えてくれた私の家族に感謝いたします。

草野 淳子

執筆者紹介

草野 淳子 (くさの・じゅんこ)

大分県立看護科学大学小児看護学研究室 教授
看護師/保健師/助産師(研究職)

1985年 熊本大学教育学部特別教科(看護)教員養成課程卒業
1986年 大分県立厚生学院保健助産学科修了
2012年 放送大学修士課程健康生活プログラム修了
2017年 大分県立看護科学大学看護学研究科看護学専攻博士(後期)課程修了
2012年 大分県立看護科学大学小児看護学研究室に入職、助教、講師、准教授を経て、2022年より現職。

大分県出身。勤務を続けながら大学院修士課程と博士課程を修了した。主な研究テーマは在宅で生活する医療的ケア児・小児の訪問看護に関することである。現在、大学における学部生や大学院生の教育、小児や障害児に関する社会貢献、上記研究活動を行っている。

シリーズ［看護の知］は、学術論文として言語化されたすぐれた看護の実践知を、その分野の研究者だけでなく、現場で働く看護職や一般の人々など幅広い層の方に手に取って読んでいただけるよう、読み物として再構成したものです。
本書の元となった博士論文および関連論文は下記のとおりです。

博士論文

草野淳子
「乳幼児期の在宅療養児の母親が医療的ケアの技術を獲得するプロセス」
2016年度大分県立看護科学大学大学院博士論文（看護学）
http://id.nii.ac.jp/1526/00000014/（大分県立看護科学大学機関リポジトリ）

草野淳子「医療的ケアが必要な在宅療養児の母親の技術習得に関する文献検討」
母性衛生, 57 (2), 447-456, 2016

草野淳子, 高野政子「在宅療養児の母親が医療的ケアを実践するプロセス」
日本小児看護学会誌, 25 (2), 24-30, 2016

草野淳子「在宅療養児の母親が子育ての喜びを感じるまでのプロセス」
母性衛生, 57 (4), 718-725, 2017

関連論文

草野淳子, 神野桃子, 高野政子「訪問看護師が行う医療的ケア児への看護の実践に関する文献検討」
日本小児看護学会誌, 31, 87-93, 2022

草野淳子, 高野政子「重症心身障害児(者)施設・病院における特定行為を必要とする入所者の状況と看護管理者の見解」
小児保健研究, 81 (1), 68-76, 2022

Junko Kusano, Masako Takano, Aya Adachi "Process in which fathers of home-cared children acquire medical care nursing technique."
Journal of Nursing & Care, 8 (4), 1-5, 2019

草野淳子, 高野政子, 田ノ上辰吾「A県の訪問看護師が小児の訪問看護の経験の有無や経験年数の違いにより不足していると認識している知識・技術」
日本小児看護学会誌, 29, 1-8, 2020

シリーズ〈看護の知〉

わが子のケアの達人になる「医療的ケア児」のママたちの奮闘

2023年3月1日　第1版第1刷発行　〈検印省略〉

著者	草野 淳子
発行	株式会社日本看護協会出版会
	〒150-0001　東京都渋谷区神宮前5-8-2
	日本看護協会ビル4階
	〈注文・問合せ/書店窓口〉
	[TEL] 0436-23-3271
	[FAX] 0436-23-3272
	〈編集〉
	[TEL] 03-5319-7171
	https://www.jnapc.co.jp
ブックデザイン	鈴木一誌＋吉見友希
イラスト	田上千晶
印刷	三報社印刷株式会社